子どもをあずかる人のための

救命マニュアル

監修：特定非営利活動法人
日本小児蘇生研究機構

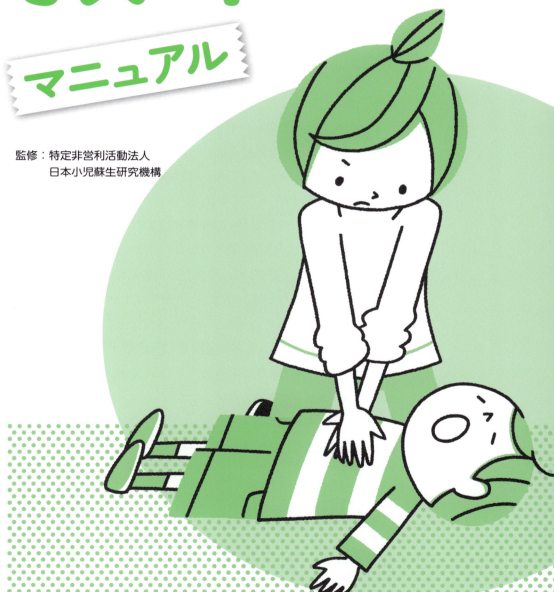

Gakken

あずかっている子どもの「いのち」を守るために勇気をもって何らかのアクションを!

　女性の社会進出、核家族化、加えて子育てに対する保護者の認識の変化などが大きく変容している日本の社会で、当然、保育環境も大きく変化しました。その結果、乳児を含む低年齢児を「あずかる」仕事に携わる人が、確実に増えています。

　まだ抵抗力の弱い低年齢児の「いのち」を守るということが、保育士さんたちをはじめ、スポーツ施設などで子どもを指導する人々にとっても、大きな課題となっています。

　この本は、そんな人々が「いざという緊急の場面」で、子どものために勇気ある一歩を踏み出せるように、知っておいていただきたい情報をまとめました。

　たとえば、不幸にも、心臓が一時的に停止してしまうような不慮の事故があったとき、救急救命士や医療従事者は、プロフェッショナルとして、子どもの救命に最善を尽くします。しかし、私たち医療従事者に引き継ぐまでに、現場にいる人に「何か」をしてもらうことが、私たちが行うことの結果をよりよくすることにつながります。

　私たちはみなさんの力を借りて、子どもの命を救うというよい結果を得たいのです。

勇気をもって「何か」をするためには、知識が必要です。PART1には、心肺停止や気道異物などによる緊急時の対処法をまとめました。

　また、アレルギーをもっている子どもたちの生活が「安全で安心であるために」、みなさんに知っておいてほしい情報をPART2にまとめています。

　さらに、PART3では、子どもたちの体調に異変が生じたときに、どんな様子が危険なのかを観察するポイントや、どう対処したらよいかを、わかりやすいフローチャートやイラストを使って示しています。

　日ごろから子どもたちをよく観察し、多くの時間をともに過ごしているみなさんと、子どものいちばんの理解者である保護者、そして医療従事者がよく連携し、子どもたちが健康で豊かな毎日を送っていけるように協力しあっていこうではありませんか。

清水直樹
（特定非営利活動法人 日本小児蘇生研究機構）

救命の連鎖

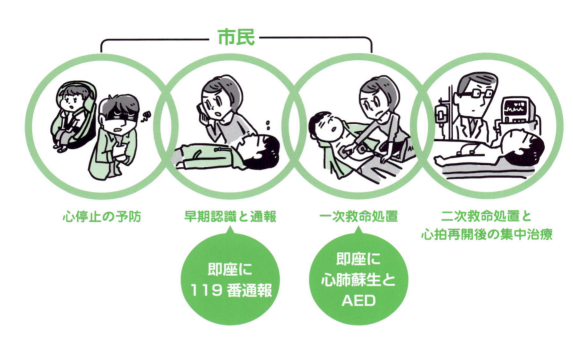

突然、事故や何らかの病気などの悪化から、心停止に襲われた人の命を救うために、必要となる一連の行動を「救命の連鎖」といいます。

「救命」のために、4つの輪がすばやく、スムーズにつながると、救命できる可能性は大きくなります。

最初の3つの輪は、子どもの周囲にいる市民（保育士などを含む）によって行われることが期待される行動です。

「心停止の予防」
子どもがけがをしたり、水の事故にあったりすることがないように、周囲の大人が危険を取り除いたり、環境を整備したりして、事故を予防すること。

「早期認識と通報」
倒れている子どもに早く気づき、大きな声で人を呼び、119番通報して救急隊の到着を早めるために行動すること。

「一次救命処置」
心肺蘇生とAEDで、止まった心臓と呼吸を外部の力で補助すること。一般の市民がこの輪をつなぐためには、事前に知識を得て練習するなどの用意が必要。

「二次救命処置と心拍再開後の集中治療」
最後の輪は、救急救命士や医師によって行われる救命処置で、気道を確保する器具を使ったり、薬剤を使ったりして行われる。

DATAが語る「救命の連鎖」の重要性

DATA1 救命率と時間経過

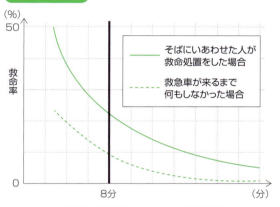

Holmberg M. Holmberg S. Herlitz J.Effect of bystander cardiopulmonary resuscitation in out-of-hospital cardiac arrest patients in Sweden. Resuscitation. 2000;47:59-70. より引用改変.

　左のグラフは、そばにいあわせた人が「救命処置をした場合」と「何もしなかった場合」に、命が助かった割合を示す曲線です。

　そばにいる人が救命処置をすること、そして、それが少しでも早く行われることで、救命率がのびています。

　日本では、119番通報後、現場に救急車が到着するまでの時間は平均8.2分（平成25年）です。

　左のグラフで、8分の時点では、そばにいた人が救急処置をしたときに救命できる割合は、何もしなかったときの倍以上になったことがわかります。

DATA2

電気ショックを市民が行った場合と救急隊が行った場合の1か月後社会復帰率
（一般市民が心肺停止を目撃した症例 25,469件）

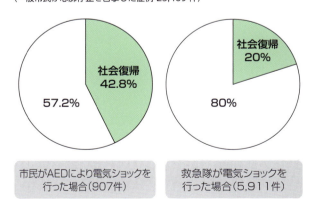

総務省／「救急・救助の現況」（平成26年版）

　救急車が到着してから救急隊が電気ショックを行った場合と、市民がAEDを使って電気ショックを行った場合の傷病者が社会に復帰できた割合を比べています。早いタイミングで電気ショックを行うことが、いかに大切かを物語る数字です。

　ここ数年、公共施設などで市民が使用できるAEDの普及率はたいへんのびてきています。しかし、せっかく設置されていても使い方を知らないのでは宝のもちぐされです。

　保育所や幼稚園、学校では、職員全員で使い方を確認する機会を設けるなど、いざというときに使えるように準備しておきましょう。

DATA 3　そばにいた人が応急手当を実施した割合

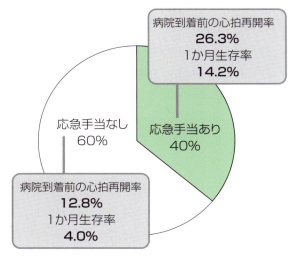

東京消防庁／バイスタンダーによる目撃のある心肺停止傷病者に対する応急手当実施状況（平成25年中）

　左の円グラフは、心臓が停止した人に対して、そばにいた人が応急手当を実施した割合を表したものです。

　応急手当をした場合は、しなかった場合よりも1か月生存率がなんと約3.5倍にもなり、応急手当の実施が命をつなぐ大きな役目を果たしていることがわかります。

　また、病院に到着する前に心臓が動きだした率も、応急手当をしたことで、約2倍になっています。

DATA 4　応急手当講習受講者数と心肺機能停止傷病者への応急手当実施率の推移

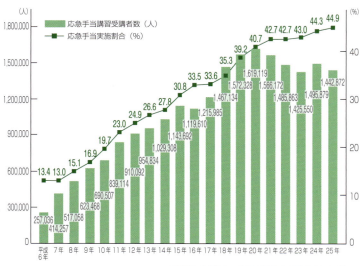

総務省／「救急・救助の現況」（平成26年版）

　日本各地で、「救命」の講習会がさかんに行われています。消防本部が行う講習会だけでも、1年に約150万人が参加。その結果、心肺が停止した傷病者に対して、いあわせた人が胸骨圧迫や人工呼吸、AEDなどを実施する割合が44％にまで上がってきています。「その時」に勇気をもって行動できる人が増えているのです。

この本は「特定非営利活動法人 日本小児蘇生研究機構」に所属する先生方にご協力・ご指導いただいて制作いたしました。

　「日本小児蘇生研究機構」は、日本の小児救急医療・蘇生科学を牽引する清水直樹医師を筆頭に、小児科医や救急医10名によって2014年に設立。小児蘇生科学に携わる若い医療従事者の育成や支援はもとより、一般の人々にわかりやすく「心肺蘇生法」を伝え、普及・啓発していくセミナーの開催や、機関誌の発行など、社会啓発に力を注ぐ医師と科学者の研究会です。

　さらに日本にとどまらず、グローバルな視点で、小児蘇生科学に関する国際的な意見交換や、情報の提供にも貢献することを目指して活動しています。

清水直樹　東京都立小児総合医療センター 救命・集中治療部 部長
池山貴也　あいち小児保健医療総合センター 集中治療科医長
池山由紀　あいち小児保健医療総合センター 救急科医長
太田邦雄　金沢大学 小児科准教授
岡本吉生　香川県立中央病院 小児科部長
神薗淳司　北九州市立八幡病院　小児救急センター センター長
久我修二　慈恵会西田病院 小児科部長
種市尋宙　富山大学 小児科助教
新田雅彦　大阪医科大学 救急医学教室講師
本間　順　東京女子医科大学 先端生命医科学研究所

Contents

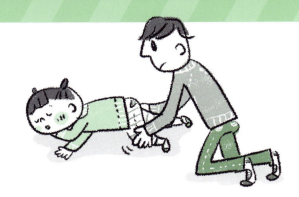

あずかっている子どもの「いのち」を守るために
勇気をもって何らかのアクションを! ……………………… 2
救命の連鎖 ………………………………………………… 4
DATAが語る「救命の連鎖」の重要性 …………………… 5
この本の監修の先生方 …………………………………… 7

 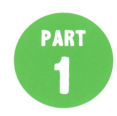 乳児・小児のための
一次救命

Check!
倒れて、意識がなさそうな子どもを発見!!
救急車に引き継ぐまでの流れ ……………………… 12
反応と呼吸の確認 ………………………………… 14
回復体位のとらせ方と保温 ……………………… 15
心肺蘇生（乳児） ………………………………… 16
心肺蘇生（小児） ………………………………… 18
心肺蘇生法 AEDの使い方 ……………………… 20
気道異物除去（乳児） …………………………… 22
気道異物除去（小児） …………………………… 24
水の事故の救助法 ………………………………… 26
● 救急Q&A ……………………………………… 28
119番通報のポイント …………………………… 32

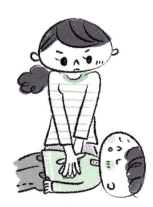

PART 2 アナフィラキシーへの対処と対策

緊急の対応を要する乳児・小児のアレルギー

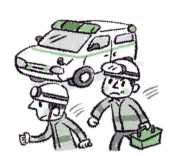

- アナフィラキシーって？ …………………………………… 34
- アナフィラキシーの症状の見極めと対応 ………………… 36
- 緊急性の高いアレルギー症状が現れたら……………… 38
- アナフィラキシー補助治療剤 エピペン ………………… 40
  - エピペンについて、さらにもっと知ろう！……………… 42
- 事前の対策 役割分担 ……………………………………… 44
- 「食物アレルギー」症状の特徴 …………………………… 46
- 「食物アレルギー」発症後の対応 ………………………… 48
- 「気管支ぜんそく」急性発作への対応 …………………… 50
- そのほかのアレルギー疾患 ………………………………… 52
  - 保育所・幼稚園・学校生活でアレルギー症状をおこさないようにするために……………………………… 54

- 保育所・幼稚園・小学校のガイドラインと書式 ………… 58
  - 保育所におけるアレルギー対応ガイドライン ………… 58
  - 学校のアレルギー疾患に対する取り組みガイドライン … 60
  - ● DATA アナフィラキシーに対する調査 ……………… 62
  - ● DATA 心肺蘇生法やAEDに対する調査 …………… 64

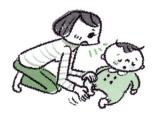

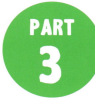

PART 3 症状別対応マニュアル
緊急の対応を要する乳児・小児の病気・けが

応急手当とは……………………………………………66
応急手当　止血法………………………………………68
応急手当　湿潤療法……………………………………70
応急手当　RICE療法……………………………………72
応急手当　包帯…………………………………………74
熱が出た！………………………………………………76
おう吐した！……………………………………………78
けいれん（ひきつけ）をおこした！…………………80
下痢をした！……………………………………………82
せきが出る！　息苦しい！……………………………84
発疹が出た！……………………………………………85
熱中症をおこした！……………………………………86
やけどをした！…………………………………………87
誤って何かを飲んだ！…………………………………88
おなかを痛がる！………………………………………89
頭を打った！……………………………………………90
鼻血が出た！……………………………………………91
泣きやまない……………………………………………92

索引／参考文献・参考web………………………………93

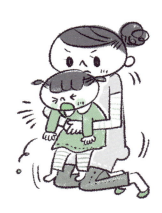

PART 1

乳児・小児のための一次救命

Check!
倒れて、意識がなさそうな子どもを発見!!

救急車に引き継ぐまでの流れ

子どもが意識のなさそうな状態で倒れていたり、何かの事故で、急に倒れたりしたら、まずそばにいるあなたは、子どものどこを見て、何をすればよいのでしょうか。救急車を呼んだらよいのかどうかの判断、呼んでから到着するまでの流れを示しました。

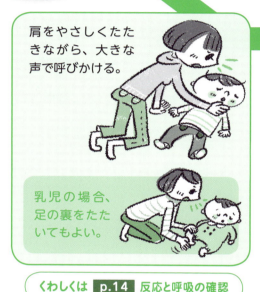

肩をやさしくたたきながら、大きな声で呼びかける。

乳児の場合、足の裏をたたいてもよい。

くわしくは p.14 反応と呼吸の確認

反応は？ → ある

刺激にも、呼びかけにも **反応なし**

119番通報！AEDの準備

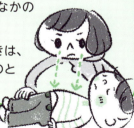

10秒以内に判断！
子どもの胸とおなかの動きを観察。
＊わからないときは、呼吸はないものとみなす。

呼吸は？ → ある

なし
＊わからない

くわしくは p.16〜 心肺蘇生

くわしくは p.20 AED

心肺蘇生 AED（一次救命処置）

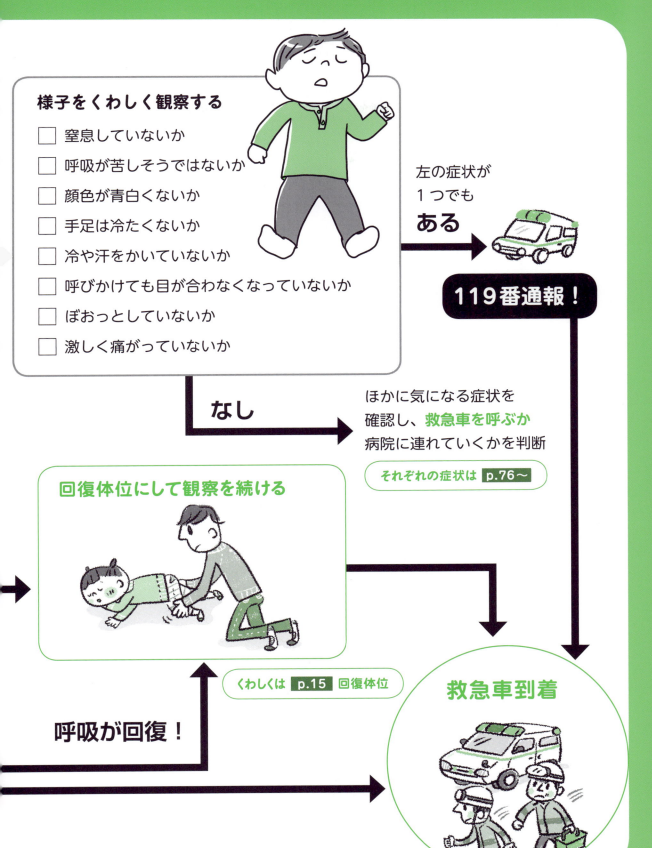

反応と呼吸の確認

倒れている子どもに反応があるかどうか、また普段どおりの呼吸をしているかどうかを確認する方法です。いざというときにあわてず、速やかに行動できるようにポイントを押さえておきましょう。

反応があるかないかを確認するとき

ここをCheck！

- ☐ 耳元で名前などを呼びかけて反応があるか
- ☐ 肩（鎖骨のあたり）を軽くたたいて、体が反応するか

※乳児の場合は足の裏を軽くたたいて、反応を見てもよい

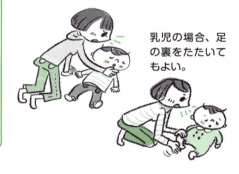

[小児・乳児]
肩をたたいて、大声で呼びかける。

乳児の場合、足の裏をたたいてもよい。

判断・対応のポイント

- 呼びかけにも刺激にも反応しない場合は、反応がないと判断します。
- 何らかの反応があったとしても、応答できない、正しく反応できない場合は、意識障害があると判断します。
- 意識がない子、意識がはっきりしない子は、舌の根元が落ち込んでのどをふさいだり、吐いたものを詰まらせたりするので注意。呼吸があれば、すぐに回復体位をとらせます。水などの飲食物を与えてはいけません。

呼吸を確認するとき

ここをCheck！

- ☐ 胸とおなかが上下に動いているか
- ☐ 息を吸ったり吐いたりする音がおかしくないか
- ☐ 子どもの口にほおを近づけて、吐く息が感じられるかどうか

判断・対応のポイント

- 心肺蘇生を試したあとも、上記の方法で呼吸を確認します。
- 胸、おなかに動きがなければ、呼吸なしと判断します。
- 息をしていても呼吸音が「ゴロゴロ」「ヒューヒュー」と聞こえる場合は、気道確保が必要です。

回復体位のとらせ方と保温

反応（意識）があれば本人の楽な姿勢をとらせますが、反応（意識）がないままであれば、気道を確保できる回復体位をとらせます。あお向けに寝かせると、のどに舌が落ち込んだり、おう吐物が詰まって窒息する可能性があります。保温にも配慮しましょう。

反応（意識）のない子どもにとらせる姿勢

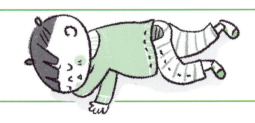

1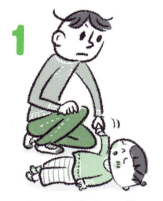
子どもの腰の位置にひざを立てて座り、手前の腕を開きます。

2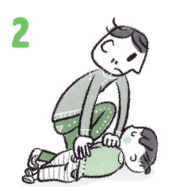
肩と腰を持ち、手前に静かに引きおこします。

3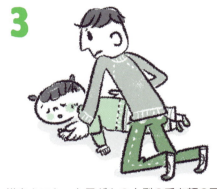
横向きになった子どもの上側の手を顔の下に差し込んで、あごが軽く突き出るように頭を反らせます。口元は床面に向け、吐いたときはおう吐物が自然に流れ出るようにします。

4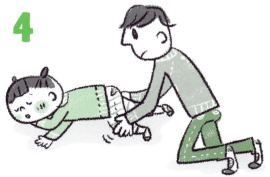
上側のひざを引き寄せて曲げ、子どもが後ろに倒れないような姿勢に整えます。

保温する

- 子どもの体温を保つため、熱中症の危険がないかぎり、季節にかかわらず保温します。
- 衣類をゆるめ、圧迫感を与えないように全身を包み、肩や足まで保温します。
- ぬれていたら着がえさせますが、着がえがなければ上から毛布で包みます。
- 床などの冷えに対して下に敷く毛布を厚くします。毛布などがなければ新聞紙を敷くだけでも断熱効果が得られます。
- 顔色が青い場合は足のほう、赤い場合は上半身のほうを少し高くして寝かせます。

心肺蘇生

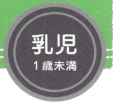
乳児
1歳未満

心肺蘇生は、心臓の動きのかわりに脳に血液を送る「胸骨圧迫」と、肺の働きのかわりに血液に酸素を送る「人工呼吸」の2つで構成されています。乳児への心肺蘇生も、基本は小児や大人とかわりはありませんが、小さい体に合わせた方法を知っておきましょう。

勇気をもって、すぐに心肺蘇生を始めます

乳児が反応もなく、呼吸もなかったなら、119番に通報すると同時に、勇気をもって、すぐに心肺蘇生を始めましょう。

「胸骨圧迫30回」と「人工呼吸2回」を1サイクルとして5サイクル繰り返しますが、その途中でAEDの準備ができたら、すぐに、AEDの音声指示どおりに行います。

途中で呼吸が戻ったら、呼吸しやすい姿勢をとらせて、観察しながら、体温が下がらないように毛布などで覆って、救急隊が来るのを待ちましょう。

胸骨圧迫30回

1 上向きに寝かせる

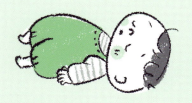

下がやわらかいと、体との間にすきまができて効果が半減してしまうため、ベッドやソファの上ではなく、床に寝かせます。
やわらかいじゅうたんなどの場合は、すきまができないように、座布団などを敷いてから寝かせます。

2 胸の中心より指1本分下の位置

0歳児の場合

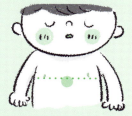

0歳児は、両方の乳首を結んだ線の少し下、胸のまん中を押します。

3 強い力で30回押す

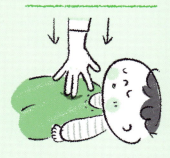

1分間あたり少なくとも100回のテンポで、30回圧迫します。

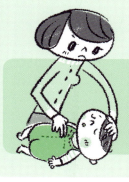

片手の2本の指先を、床に対して垂直に立てて、胸の厚さの約3分の1が沈むまで押し下げ、その胸が元の位置に戻ってから次の圧迫をします。

学習キットを使って、「心肺蘇生法」を練習！

冷静に心肺蘇生をほどこすことができるように、常日ごろから繰り返し、トレーニングをすることが必要です。

乳児の人形で自己学習できるキットなどを使って、体がひとりでに動くまで練習しましょう。

そうした練習は、園や施設で子どもにかかわるスタッフ全員が、定期的に行って初めて、いざというときに、実行できる力となります。

学習キットの詳しい情報はwww.cpr-aed.jp

3〜4か月の乳児を想定した人形（写真）に、蘇生法がわかるDVDがついたキット。（レールダル メディカルジャパン）

胸骨圧迫 30回	1サイクル
人工呼吸 2回	
胸骨圧迫 30回	
人工呼吸 2回	
胸骨圧迫 30回	5サイクル（約2分間）
人工呼吸 2回	
胸骨圧迫 30回	
人工呼吸 2回	
胸骨圧迫 30回	
人工呼吸 2回	

AED 1回
AEDは5サイクル後に1回行うのが目安

| 胸骨圧迫 30回 |
| 人工呼吸 2回 |
| 胸骨圧迫 30回 |
| 人工呼吸 2回 |
| ⋮ |

回復するか、AEDの準備ができるか、救急隊に引き継ぐまで、絶え間なく続ける！

人工呼吸 2回

人工呼吸の技術がなければ、胸骨圧迫だけを継続しましょう。

4 あごを反らせて気道を確保

傾けすぎると、かえって気道をふさいでしまうので注意する。

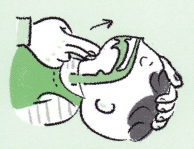

片手は額に当て、もう片方の手の指をあごの先に当てて、鼻の穴が天井に向く程度まで、頭を後ろにのけ反らせます。

5 口と鼻に同時に2回息を吹き込む

1回に約1秒かけ、静かに2回、息を吹き込みます。

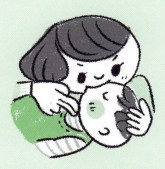

気道確保をしながら、自分の口を大きく開けて、子どもの口と鼻を同時にすっぽり覆い、静かに息を吹き込みます。

心肺蘇生

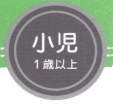
小児
1歳以上

心肺蘇生は、救急隊や医師などの専門家に、具合の悪い子どもを引き継ぐまでの間の緊急の処置。そばにいる人が勇気をもって、この応急処置ができると、子どもの命を救う大きな一歩になります。一歩を踏み出す勇気をもてるように、知識を得て、トレーニングをしていきましょう。

胸骨圧迫は「強く、速く、絶え間なく」

胸骨圧迫と人工呼吸は、その子どもが回復するか、AEDの準備ができるか、救急車が到着して救急隊に引き継ぐまで、続けてください。

強く押すと骨折するのではないかと、おそるおそる行ったり、加減した力で行ったりしがちですが、圧迫による骨折はめったにありません。ためらわずに行うことが救命につながります。1人で続けるのに疲れたら、ほかの人にすばやくかわり、中断しないようにしましょう。

胸骨圧迫30回

1 上向きに寝かせる

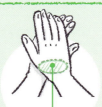

この部分で圧迫する。

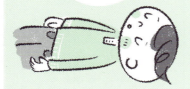

下がやわらかいと、体との間にすきまができて効果が半減してしまうため、ベッドやソファの上ではなく、床に寝かせます。やわらかいじゅうたんなどの場合は、すきまができないように、座布団などを敷いてから寝かせます。

2 胸の中心に手を当てる

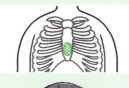

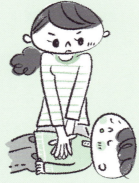

胸の中心に手を置きます。ひじと背中をまっすぐにのばし、自分の肩が子どもの胸骨の真上にくる位置になるようにします。

3 強い力で30回押す

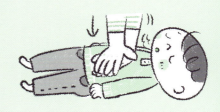

1分間あたり少なくとも100回のテンポで、30回圧迫します。腕の力ではなく、自分の体重で押す感覚で、子どもの胸の厚さの約3分の1が沈むまで押し下げ、その胸が元の位置に戻ってから次の圧迫をします。

効果的な胸骨圧迫のコツ

胸骨の上に置いた手の指先には、力を入れず、手のひらの根元部分（★）に力を集中させましょう。

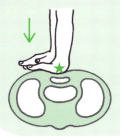

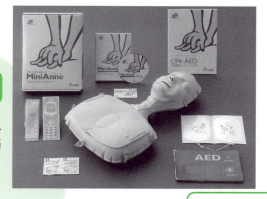

小児や大人の心肺蘇生が練習できるキットを使って、繰り返し練習しましょう。
（レールダル メディカル ジャパン）

人工呼吸2回

人工呼吸の技術がなければ、胸骨圧迫だけを継続しましょう。

4 あごを反らせて気道を確保

舌根が下に落ちると、気道をふさいでしまう。

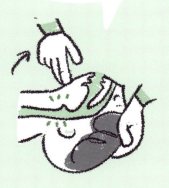

2本の指で、あごを上げて空気の通り道を広げ、肺に空気を通しやすくします。

5 鼻をつまんで、息を2回吹き込む

1回に約1秒かけ、静かに2回、息を吹き込みます。

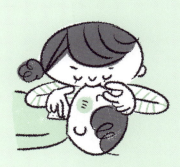

気道を確保しながら子どもの鼻をつまみ、自分の口を大きく開けて、子どもの口を覆います。

胸骨圧迫 30回 ┐
人工呼吸 2回 │ 1サイクル
胸骨圧迫 30回
人工呼吸 2回
胸骨圧迫 30回
人工呼吸 2回
胸骨圧迫 30回 │ 5サイクル（約2分間）
人工呼吸 2回
胸骨圧迫 30回
人工呼吸 2回

AED 1回
AEDは5サイクル後に1回行うのが目安

胸骨圧迫 30回
人工呼吸 2回
胸骨圧迫 30回
人工呼吸 2回
︙

回復するか、AEDの準備ができるか、救急隊に引き継ぐまで、絶え間なく続ける！

心肺蘇生法
AEDの使い方

電気ショックで心臓の動きを正常にするAED（自動体外式除細動器）は、現在では多くの幼稚園、保育所にも設置されています。音声ガイドやランプに従えば、だれでもすぐに使えます。救急車の到着を待つ間、心肺蘇生「胸骨圧迫30回＋人工呼吸2回」を5サイクルと、AEDを繰り返します。

小児用があればそれを使いなければ、成人用を使う

AEDは、園などの施設の中で、いちばん取り出しやすい場所に設置しておきます。AEDはどの機種も類似した手順で使えるようになっていますので、一度、施設にあるAEDの使い方を確認しておきましょう。

成人用と小児用の2種類の電極パッドが入っている機種と、成人用モードと小児用モードの切りかえがある機種があります。未就学児童には小児用を用いますが、もし、なければ、成人用を使いましょう。

このとき、パッド同士が重なり合わないように注意しましょう。胸部の前面と背面につけてもよいのです。

使い方

1 スイッチ（電源）を入れる

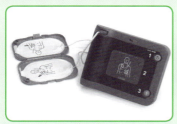

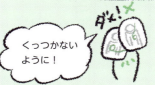

「くっつかないように！」

AEDをそばに置いてスイッチを押します。

※ふたを開けるだけで自動で電源が入るものもあります。

2 衣服の前を広げ、パッドをはる

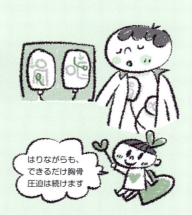

「はりながらも、できるだけ胸骨圧迫は続けます」

パッドの袋を開けて、1枚を右胸の上部に、もう1枚を左脇腹に直接はりつけます。（脱がせにくい洋服を着ているときには、洋服を切ってでも、急いで胸をはだけましょう。）

3 解析を待つ

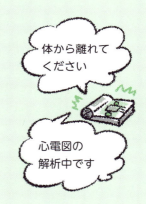

「体から離れてください」

「心電図の解析中です」

音声が聞こえ、電気ショックが必要かどうか、自動的に心電図の解析が始まります。

※解析中は胸骨圧迫を中断します。

※だれかが子どもに触れていると、正確な解析ができません。

AED 使用前に Check!

ぬれていない？

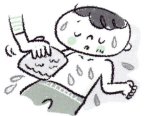

体がぬれていたら、乾いた布などで胸をふいてからパッドをはります。

はっていない？

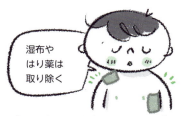

湿布やはり薬は取り除く

パッドをはるあたりに、シップ薬やはり薬などがあったら、取り除きます。

ペースメーカーは？

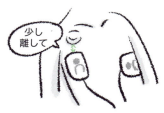

少し離して

体内に心臓ペースメーカーや除細動器が埋め込まれていることがわかったら、そこから離してパッドをはりつけます。

※たいていは右胸の上部の手術痕やかたいこぶのところにあります。

4 ショックボタンを押す

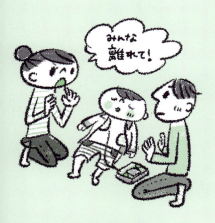

みんな離れて！

AEDの充電が完了すると「ショックボタンを押してください」と音声が聞こえます。救助者の感電を避けるため、子どもから手を離し、ショックボタンを押します。

5 胸骨圧迫を再開する

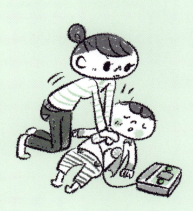

電気ショックのあとは、すぐに胸骨圧迫を再開します。
約2分おきに心肺蘇生（胸骨圧迫30回＋人工呼吸2回を5サイクル）とAEDを繰り返します。

電気ショックが不要の場合は

AEDから「電気ショックは不要です」という音声が聞こえたら、心肺蘇生を続けます。

普段どおりの呼吸が始まったら、いったん心肺蘇生をやめ、回復体位をとらせて様子を見ます。

もしも救急隊が来るまでに、いったん回復した呼吸がまたなくなったら、心肺蘇生を再開しましょう。

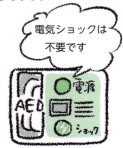

電気ショックは不要です

AEDは一度装着したら、たとえ、ショック不要の場合でも決して外さないこと！

※AEDは2分ごとのタイムキーパー的な役割と、さらに心電図の波形を記録する役目ももっています。

気道異物除去

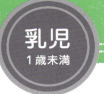

乳児
1歳未満

はいはいをしている赤ちゃんが、大人が目を離しているすきに、床に落ちているものを口に入れて、それが気道をふさぎ、窒息事故になることがあります。何かを口に入れ、突然苦しみだして、呼吸ができなくなったら、気道に異物があると疑い、下の手順にそって、異物の除去を行いましょう。もし、意識がなく、呼吸が止まっているようなら、心肺蘇生「胸骨圧迫＋人工呼吸」を始めましょう。

気道に異物を詰まらせたとき

- ☐ 突然もがき苦しみ、声が出ない
- ☐ ヒューヒューといったような異常な音がする
- ☐ 胸は大きく動いているが、鼻や口から空気が出入りしていない
- ☐ 顔、首、手などが紫色になっている（チアノーゼ）
- ☐ 意識がしだいに鈍って、呼びかけに無反応になる
- ☐ 人工呼吸を行ったときに、何かにさえぎられて、空気が入っていかない

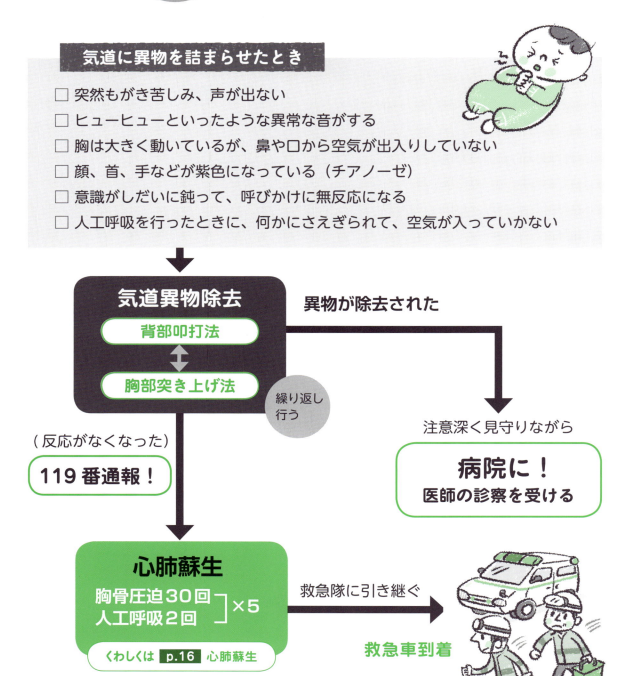

こんな場合は……（乳児・小児とも）

誤飲したものが取れないとき

　異物が見えない場合は口に指を入れるなどして探らず、呼吸ができるなら回復体位をとらせて救急車を待ちます。
　呼吸が止まったらすぐに心肺蘇生を行います。

液体の場合
（ニコチンが溶け出た液体、化粧品、ベンゼンなど）

　子どもを前かがみにさせて、救助者の指を子どもの舌の奥に入れて吐かせます。液体でも、灯油やガソリンのように吐かせてはいけないものがあるので、注意。

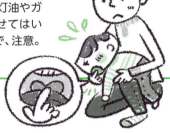

くわしくは「誤って何かを飲んだ！」 p.88 を参照

乳児（1歳未満）

背部叩打法

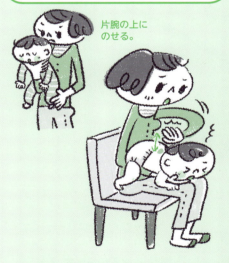

片腕の上にのせる。

異物が出なかったら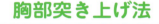

1. 救助者の片腕の上に乳児をうつぶせにのせます。
2. 手のひらで乳児の顔を支えながら、頭部が低くなるような姿勢にして突き出します。
3. もう一方の手の手のひらの下のほう（右図）で、肩甲骨の間を4〜5回迅速に強くたたきます。

胸部突き上げ法

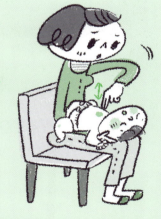

1. 救助者の片腕の上に乳児の背中をのせます。
2. 手のひらで後頭部をしっかり支えながら、頭が低くなるようにあお向けにします。
3. もう一方の手の指2本で、胸のまん中を力強く4〜5回連続して圧迫します（胸骨圧迫と同じ要領）。

※体重が重くて落とす危険があれば、どちらも床の上で行ってかまいません。

気道異物除去

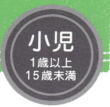

小児
1歳以上
15歳未満

1歳を過ぎて、つたい歩きから、自分の足で歩きだすころになると、子どもたちにとっては、すべてのものが興味の対象になってきます。何でもつかんでみたり、それを口に入れてみたりするのが、成長という面からはごくごく自然なことなので、1歳から3歳ごろは、異物を飲んでしまう事故がおこらないように、環境を整備することも、「予防」という観点からは大切なことです。

気道に異物を詰まらせ、苦しそうにしている

- ☐ 声が出ない
- ☐ 鼻や口から空気が出ない
- ☐ 反応が鈍くなってくる
- ☐ 異常な呼吸音
- ☐ 顔色が悪い、つめや唇が紫色

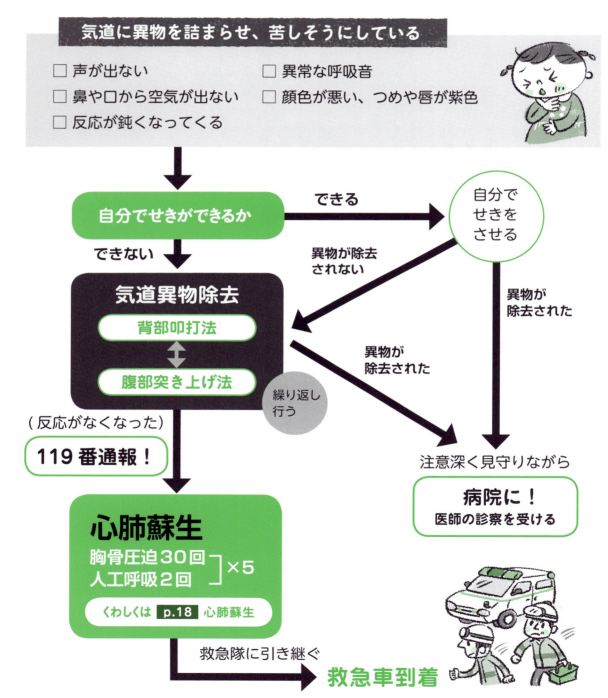

小児
1歳以上15歳未満

背部叩打法

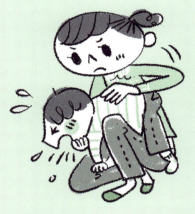

異物が出なかったら →

1. 子どものみぞおちに救助者の片方のひざを当てます。
2. 子どもの頭を下に向けて、肩甲骨の間を手のひらで5回ほど強くたたきます。

[抱きかかえられない場合]

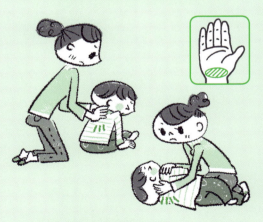

子どもを座らせて背部をたたくか、子どもを横にして救助者の大腿部に引き寄せて、一方の手で肩を支えて、もう一方の手のひらの根元のほう（手掌基部）で、子どもの左右の肩甲骨の間あたりを力をこめてたたきます。

腹部突き上げ法

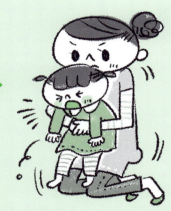

1. 子どもを後ろからかかえ、体を密着させます。
2. みぞおちの下（おへその上）あたりで手を重ね、その手を一気に強く突き上げます（5回ほど繰り返します）。

※力加減に注意。
※内臓損傷の危険があるため、1歳未満には絶対に行ってはいけません。

救助者は、組んだ腕を手前上方に向かって、瞬間的に突き上げます。

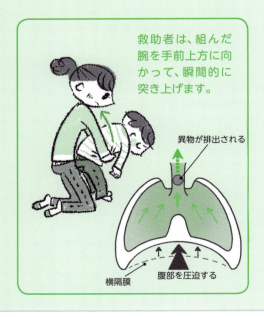

異物が排出される
横隔膜
腹部を圧迫する

水の事故の救助法

小さな子どもの場合、たった数十cmの深さの水でもおぼれることがあります。プール、海、川のほか、浴槽、トイレ、洗濯機、水のたまっている場所はどこも要注意。
おぼれた場合はパニック状態になりやすいので、落ち着かせながら救助し、意識がなければすぐ「人工呼吸」を行います。

救助法

意識がある

1 後方から抱き、あごを上げて息をさせる

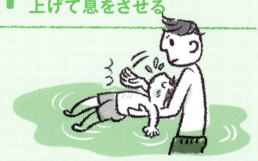

「ゴボゴボ」と気管に水が入った音がしたら、みぞおちあたりをたたいて水を吐かせます。

2 言葉をかけながら岸に向かう

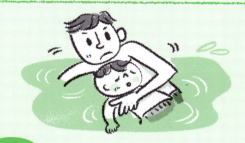

注意
★肺に水が入っていると肺炎の心配があり、意識が戻っても数時間後に悪化することがあるので、必ず医師に引き継ぐこと。
★呼吸や脈があっても、声かけへの反応が弱かったら要注意。体温が低下しているかもしれません。

水から引き上げたらすぐに

1. 片ひざを立てて子どものおなかをのせ、背中をさすったりたたいたりして水を吐かせます（0歳から行っても大丈夫）。

2. 吐いたあと、おう吐物が詰まらないように顔を横にして寝かせます（回復体位 p.15 ）。

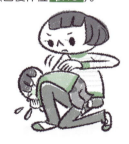

3. ぬれた衣服を着がえさせ、毛布で保温します。手のひらで全身マッサージをするのも有効。

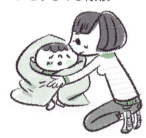

感電や一酸化炭素中毒のとき

心肺停止にいたる可能性のある事故はいろいろあります。感電は好奇心旺盛な子どもに多い事故で、電流が高圧の場合、ショックから心停止をおこすことがあるのでたいへん危険です。一酸化炭素中毒は、暖房器具の不完全燃焼などで冬場に多いほか、ガスもれ、車の排気ガスによるものもあります。

感電したら

❶ 子どもに触れる前に、自分が感電するのを防ぐために電源を切ります。
❷ 電線などはゴム手袋や木の棒を使うなどして子どもから取り除きます。
❸ 救急車を要請し、意識がなければ気道確保をし、呼吸がなければ心肺蘇生を行います。

一酸化炭素中毒

❶ 新鮮な空気を吸える場所に子どもを移動し、救急車を要請。
❷ 衣服をゆるめ、おう吐物が詰まらないように横向きに寝かせて保温します。
❸ 意識がなく呼吸も確認できなければ、ただちに心肺蘇生を行います。

意識がない

1 頭を反らせて気道を確保する

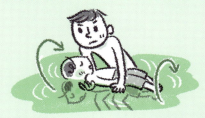

うつぶせだったら、くるりとあお向けにさせます。

2 呼吸がなければ、すぐに人工呼吸をしながら岸に向かう

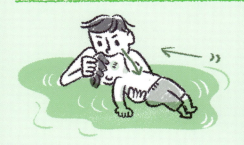

呼吸がなければ水を吐かせるより先に一刻も早い人工呼吸を

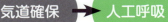
気道確保 → 人工呼吸

1 すぐに気道確保をし、水を吐かせるより先に人工呼吸を行います。

2 途中で水や胃の中のものを吐いてしまったら、すぐ横向きにして流し出し、のどに詰まらないようにします。

※回復したあとも、呼吸の状態や顔色に注意します。

胸骨圧迫も必要ですが、溺水の場合は人工呼吸がより効果的。

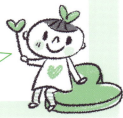

救急 Q&A

「こんなときはどうするの？」
「これってどういう意味？」など、
子どもの具合が悪いとき、
緊急時の疑問にお答えします。

Q1 救急車が到着するまでに水（飲み物）を与えてもよいですか？

原則として、食べ物や飲み物は与えてはいけません。特に下記のような状態のときは絶対に飲食物を与えないでください。それ以外のときで、本人が水をほしがるときには、唇をぬらす程度に与えましょう。

ただし、熱中症（意識あり）のとき、ひどい下痢のとき、ひどいやけどのときは、水をとらせたほうがよいです。その場合は一度にたくさん飲ませるのではなく、少し飲ませて、おう吐しなければさらに少し飲ませるというようにします。

絶対に飲食物を与えてはいけない状態

- ☐ 意識がないとき
- ☐ 頭部、胸部、腹部に大きな外傷があるとき
- ☐ 激しい吐き気があるとき
- ☐ すぐに医師の診察を受けられるとき

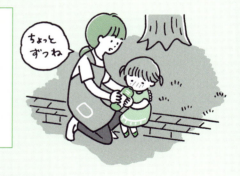

Q2 救急車が到着するまで、子どもを不安にさせないためにはどうすればよいですか？

体調が悪い子どもは、ただでさえ不安な気持ちになっているものです。周囲の大人が大きな声を出したり、取り乱したりしていたら、子どもはますます心配になります。子どもを安心させるためには、まず、あわてず、冷静に行動すること。「大丈夫だからね」「病院で治してもらおうね」などと声をかけて、本人も、まわりの子どもたちも落ち着かせましょう。

傷や血液、おう吐物などはできるだけ見せないようにすることも大切です。

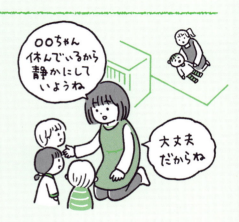

Q3 「顔色が悪い」ことから、わかることって何ですか?

　顔色などの皮膚の色は、その人の体調が現れやすい部分の1つです。目で見てわかることなので、周囲が体調の異変に気づきやすいといえます。
　血液循環が悪かったり、呼吸困難になったりすると、顔色が悪くなります。
　顔色が、青黒いとき、白いとき、赤みをおびているときは注意が必要です。
　反対に顔色もよく、皮膚が温かく、乾いた感じであれば、緊急事態ではないと判断できます。

顔色や皮膚の色、そのほかの症状	考えられる原因
顔色、手足の色、特に唇の色が青黒い つめの色も青黒い	・呼吸困難　・心臓の異常 ・薬品などによる中毒
顔色、皮膚の色が白い 血色が悪い。皮膚が冷たく、湿っている	・出血が多くて血圧が低下している ・心臓のポンプ機能の低下
顔色、皮膚の色が赤みをおびている	・血圧が高い　・熱中症 ・一酸化炭素中毒

Q4 「ショック状態」って、どんな状態を指すのですか?

　医学的な用語の「ショック」という言葉は、日常私たちが会話の中で使う「ショックを受けた!」などとは、まったく違う意味の言葉です。
　日常使う「ショック」は、びっくりした、衝撃を受けたという意味で、生命にかかわるような事態を指しません。
　ところが、医学用語で「ショック」というと、それは「血圧が下がり、血液が全身に行き届かなくなるために、生命の危険がある状態」を指します。
　もし、具合の悪い人が、以下のような「ショック状態」にあれば、すぐに救急車を手配したほうがよいでしょう。

● ショック状態を引きおこす原因になるのは……

- けがなどによる大量の**出血**
- 激しい下痢やおう吐、発熱による**脱水**
- 広範囲の**やけど**
- **急性心不全**
- 蜂毒、食物などによる**アナフィラキシー**

ショック状態になると、どんな症状が……

- ☐ 顔色が青白い
- ☐ 呼吸が浅くて、速い
- ☐ 脈拍が弱くて、速い
- ☐ 皮膚が冷たく、湿った感じ
- ☐ ぐったりしている

Q5 意識がないときは回復体位がよいといわれますが、意識があるときはどんな体位がよいのですか？

　救急隊が到着するまでの間、その子どもの状態を見て、子どもが最も楽な姿勢で休ませるようにします。

　あお向けに横にするのが原則ですが、気管支ぜんそく発作のときには、椅子などに座らせ、前かがみの姿勢が楽です。

　おなかが痛いときは、胎児のようにおなかを丸めて横になると痛みが軽くなります。

　また、顔色が青白いときには足を高く、顔色が赤いときには上半身を高くするとよいでしょう。

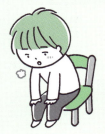
ぜんそくのとき

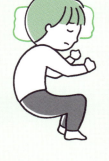
腹痛のとき

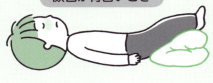
顔色が青白いとき

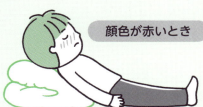
顔色が赤いとき

Q6 思春期の特に女の子の場合、みんなが見ている前で胸をはだけて、AEDのパッドをはりづらいときは？

　胸骨圧迫は、衣服をつけたままでもだいじょうぶですが、AEDのパッドは、必ず衣服をとって、直接、肌につける必要があります。

　心臓の動きが停止して、血液を送り出せない状態にあるときに、心臓の機能を取り戻させるAEDは、1分1秒でも早く行うことで、救命につながります。

　人目にさらされることをおそれて、AEDが遅れることがあってはいけません。衣服が脱がしづらければ、はさみなどで衣服を切ってでも、急いで胸をはだけるようにしましょう。

　手伝ってくれる人が多くいるようであれば、周囲の人に、人目にさらさないような配慮の部分をお願いしましょう。

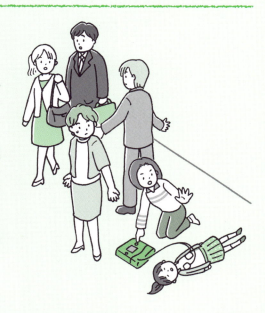

Q7 子どもの脈拍は大人より速いけれど、正常な脈拍数はどのくらいですか？

乳幼児の脈拍は大人よりも速いのが普通です。年齢別の脈拍数の目安は下の表のようになります。

ただ、脈拍数は個人差もあるので、元気なときに脈拍をはかっておくのがベストです。それを基準にすれば、脈拍が体調の変化を知る手がかりの1つになります。

脈が非常にゆっくりのときや、安静にしているのに速いときは、体に何らかの異常があると考えられます。

脈拍は手首のほか、首の動脈やもものつけ根の動脈などでもはかれます。ただ乳児の場合、首の皮下脂肪が多いため、首よりも二の腕の内側のほうがはかりやすくなります。

区　分	1分間の呼吸数	1分間の脈拍数
乳　児（1歳未満）	30〜40回	80〜140回
幼　児（1歳以上6歳未満）	20〜30回	70〜120回
大　人	16〜20回	60〜80回

● 脈のはかり方

人指し指、中指の先のほうを当てて、軽く押さえる

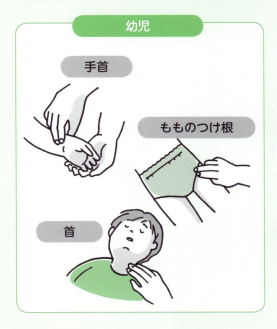

幼児

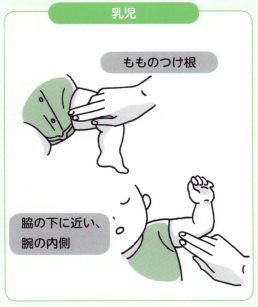

乳児

119番通報の ポイント

救急車を要請するような緊急時に、落ち着いた行動をとるためには、日ごろからの心の準備が必要です。本書の後ろについている「119番通報」のカードを、施設のスタッフ全員が常に身につけておくか、黒板などに書いて、いざというときに備えましょう。

消防本部からの問いかけ	通報者
火事ですか、救急ですか？	救急です
住所はどこですか？	来てほしい場所をできるだけくわしく伝える（住所）
どうしましたか？	簡潔に事故の状況や状態を説明する（だれが／どのようにして／今どんな様子か）
おいくつの方ですか？	年齢、性別を伝える ____歳の（男児・女児）です
あなたの名前と連絡先を教えてください	通報している者の名前と電話番号を伝える ※電話は常につながるようにしておく。
到着までに何をしておけばよいですか？ ※必要な処置を聞く。	

救急隊が到着したら伝えること

- ☐ 事故または発病の状況
- ☐ 救急隊が到着するまでの容態変化
- ☐ 行った応急手当の内容
- ☐ AEDを使用した場合はその回数
- ☐ 慢性の病気やアレルギーの有無
- ☐ 服用薬の有無
- かかりつけの病院

……などの情報を伝える。

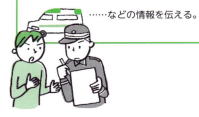

してはいけないこと

救急車のサイレンが聞こえたからといって、心肺蘇生を中断させないこと。無理に動かさないこと。少しでも早く病院へ、との思いから、子どもを抱きかかえて玄関口や外まで出てきてしまう事例がよくあるそうです。

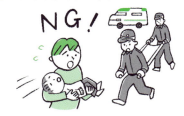

PART 2

アナフィラキシーへの対処と対策

緊急の対応を要する
乳児・小児の アレルギー

アナフィラキシーって何？

アナフィラキシーは、皮膚、呼吸器、消化器などの症状がいくつか重なっておこり、短時間のうちに現れる激しいアレルギー症状です。悪化すると生命にかかわるアナフィラキシーショックを引きおこす状態なので、一刻も早い手当が必要です。

アナフィラキシーの症状が悪化するとアナフィラキシーショックに

　アナフィラキシーは、食物が原因でおこる場合が最も多く、次に蜂毒、医薬品などの薬物の順になっています。

　症状はさまざまで、最も現れやすい症状が、じんましん、赤み、まぶたのはれやかゆみなどの「皮膚の炎症」です。また、ゼーゼー、ヒューヒューする息、息苦しいなどの「呼吸器の症状」も現れます。

　そして腹痛やおう吐、下痢などの「消化器の症状」、さらには血圧低下など「循環器の症状」も見られます。これらの症状が複数の臓器にわたって、短時間のうちに現れるのがアナフィラキシーの特徴です。

　アナフィラキシーのいくつかの症状が悪化し、「脈が速い」「ぐったりして意識がない」「血圧の低下」などをおこした場合を特にアナフィラキシーショックといい、ただちに対応しないと生命にかかわる重篤な状態を意味します。

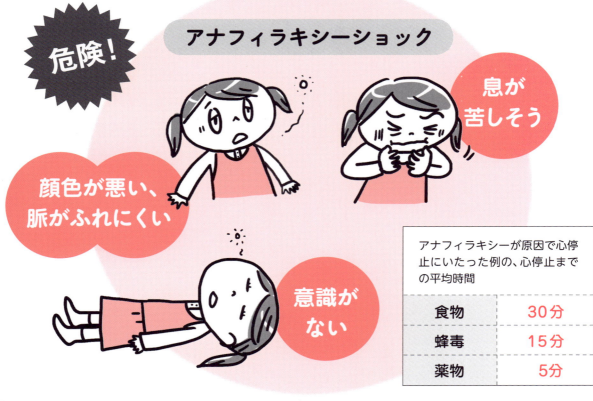

アナフィラキシーが原因で心停止にいたった例の、心停止までの平均時間

食物	30分
蜂毒	15分
薬物	5分

アナフィラキシーをおこす原因は

食物
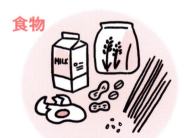
卵、乳製品、大豆製品、小麦、そば、ピーナッツ、ゴマ、甲殻類など特定の食べ物の摂取。

蜂毒
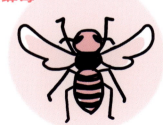
スズメバチ、アシナガバチ、ミツバチなど。

薬物
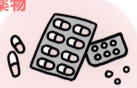
ペニシリンなどの抗生物質、アスピリンなどの解熱鎮痛薬、抗てんかん薬のほか、検査に使われる造影剤、ワクチンや麻酔薬、輸血なども原因になることがある。

ラテックス（天然ゴム）
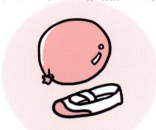
天然ゴム製品（風船、ゴム靴、手袋など）に触れておこる。

運動
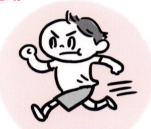
運動誘発性といって、運動の直後にまれにおこる。

その他
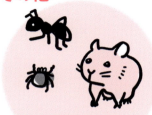
クラゲによる刺し傷、ハムスター・ヘビ・ダニ・アリのかみ傷、物理的刺激など。

アレルギー症状

そもそも、アレルギーとは？

アレルギーとは、異物を排除しようとする免疫の機能が、体に害のないものにまで過剰に反応することでおこります。

特に、食べ物が原因で引きおこされる「食物アレルギー」は、乳幼児に多く発症します。アレルギーによって、右図のようなさまざまな症状が現れます。

p.46

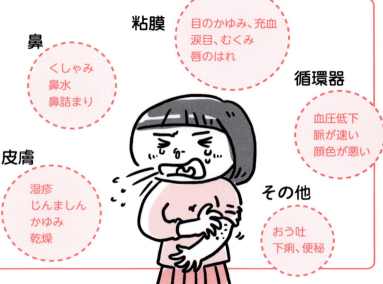

鼻：くしゃみ、鼻水、鼻詰まり

粘膜：目のかゆみ、充血、涙目、むくみ、唇のはれ

循環器：血圧低下、脈が速い、顔色が悪い

皮膚：湿疹、じんましん、かゆみ、乾燥

その他：おう吐、下痢、便秘

アナフィラキシーの症状の見極めと対応

もともとアレルギーのある子どもが、アレルギーの原因となる食物を摂取したり、触れたりした場合、発見者はすぐに原因を除去し、助けを呼びます。下記を参考に、緊急度を見極めつつ対処し、アナフィラキシーと判断したら、速やかに緊急対応をとりましょう。アナフィラキシーは症状が急速に悪化していくので、迅速な対応が必要です。

緊急性の高いアレルギー症状が現れたら……

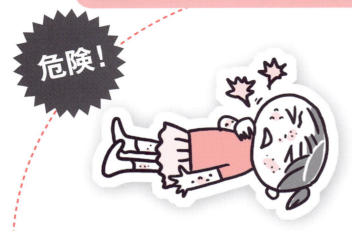

危険！

[全身症状]
- ☐ ぐったり（まったく活気がない）
- ☐ 意識低下〜消失
- ☐ 尿や便をもらす
- ☐ 脈が触れにくい、不規則
- ☐ 唇、つめが青白い

[呼吸器の症状]
- ☐ のどや胸が強くしめつけられる
- ☐ 声がかすれる
- ☐ 犬の遠吠えのようなせき
- ☐ 息が苦しそう
- ☐ 持続する強いせき込み
- ☐ ゼーゼー、ヒューヒューする呼吸

[消化器の症状]
- ☐ 激しい腹痛（がまんができない）
- ☐ 繰り返しのおう吐

緊急性の高いアレルギー症状（1つでも現れたら）

ただちに救急車を呼ぶ！ エピペンを打つ！ 判断に迷うときは打つ！

p.38

「食物アレルギー緊急時対応マニュアル」（東京都；2013年7月版）を参考に一部改変

緊急性の高いアレルギー症状はないが、次のような症状が1つでもあれば……

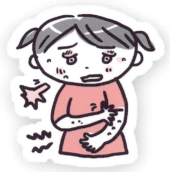

[皮膚の症状]
- ☐ 強いかゆみ
- ☐ 全身にじんましん
- ☐ 全身がまっ赤

[目・口・鼻・顔面の症状]
- ☐ 顔全体のはれ
- ☐ まぶたのはれ

[消化器の症状]
- ☐ 1〜2回のおう吐
- ☐ 1〜2回の下痢

[呼吸器の症状]
- ☐ 数回の軽いせき

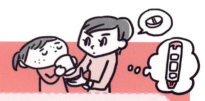

速やかに医療機関を受診

1. 緊急時薬があれば内服させ、エピペンを準備する。
2. 速やかに医療機関を受診する（救急車の要請も考慮する）。
3. 医療機関に到着するまで、5分ごとに症状の変化を観察し、緊急性の高い症状が1つでも当てはまる場合、エピペンを使用する。 p.40〜

比較的症状が軽いが、1つでも次のような症状があれば……

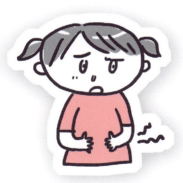

[皮膚の症状]
- ☐ 軽度のかゆみ
- ☐ 数個のじんましん
- ☐ 部分的な赤み

[目・口・鼻・顔面の症状]
- ☐ 目のかゆみ、充血
- ☐ 口の中の違和感、唇のはれ
- ☐ くしゃみ、鼻水、鼻詰まり

[消化器の症状]
- ☐ 軽い腹痛
- ☐ 吐き気

[その他の症状]
- ☐ 乳児ではいつもより機嫌が悪い

安静にし、注意深く観察

1. あわてずに、緊急時薬があれば内服させる。
2. 5分ごとに症状の変化を観察し、少なくとも1時間は様子を見守り、症状の改善が見られない場合は医療機関を受診する。

緊急性の高いアレルギー症状が現れたら……

36ページのような緊急性の高い症状が現れたら、あわてず、迅速に救急車を要請し、大きな声で周囲の人の助けをかります。そして、アナフィラキシーの症状だと判断したら、すぐにエピペンを使用します。

緊急性の判断 → すぐ救急車を呼ぶ / 救急車が来るまで 1～5 を行う

1 ただちにエピペンを使用

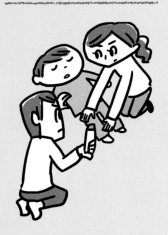

エピペンを処方されている子どもであれば、すぐにエピペンを使うようにしたい。

くわしくは p.40 エピペン

2 安静な体位をとらせて休ませる

ぐったり、意識がもうろうとしていたら……

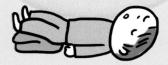

あお向けに寝かせて、足を15～30cm高くする。血圧が低下している可能性があります。

吐き気があったり、実際吐いているときは……

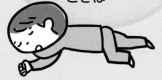

おう吐物がのどに詰まらないように、体と顔を横向けにして寝かせます。

呼吸が苦しくて、あお向けになれないときは……

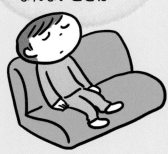

上半身をおこして、ソファのようなところに座らせ、よりかからせます。

発見者は何をする？

- 子どものそばを離れずにいる。目を離さない。
- 大きな声で、周囲の人を集め、役割分担を指示。
  - エピペンの用意
  - 内服薬の用意
  - AEDの用意
  - 119番通報

くわしくは p.44 役割分担

エピペンが2本以上あるとき

3 緊急時薬を飲ませる

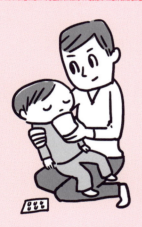

可能であれば、医師から処方されている緊急時薬（内服薬）を飲ませます。

4 10〜15分経過し、改善がなければ、エピペンを再度使用

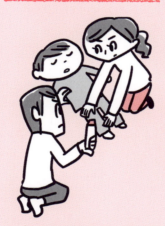

エピペンを最初に打ってから、10〜15分しても改善しなければ、エピペンを再度使用します。

5 反応がなく呼吸がないときは心肺蘇生を行う

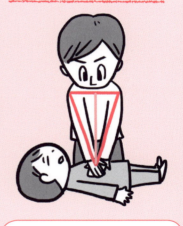

くわしくは p.18 心肺蘇生

こんな点に要注意！

- エピペンは、1人1人に処方される薬です。園であずかっているエピペンを**ほかの子どもに使うことはできません！** 園であずかるときも、間違わないように、きちんと保管してください。

- エピペンの効果が持続する時間は、わずか15〜20分程度。エピペンを打ってよくなったといって安心せずに、救急車を呼んだり、病院を受診したりしましょう。**エピペンはあくまで応急処置**なのです。

くわしくは p.40〜

アナフィラキシー補助治療剤 エピペン

エピペンは処方された本人か保護者が打つのが基本ですが、自己注射ができない子どもの場合や、症状がひどくて自分で打つのが困難な救命の現場では、他者が注射しても責任は問わないとされています。30分以内の投与が生死を分けるともいわれています。もし、自分が働く園や施設でエピペンをあずかっている場合は、エピペンをあわてずに打てるように練習しておきましょう。

エピペンの打ち方

1 ケースからエピペンを取り出す
オレンジ色のほうが下にくるようにして持ち、カバーキャップを開けて、携帯用のケースから、中のエピペンを取り出します。

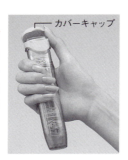
カバーキャップ

2 ロックを解除する
利き手でエピペンをしっかり持ち、もう片方の手で、青色の安全キャップをはずし、ロックを解除します。

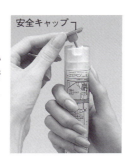
安全キャップ

3 注射する
太ももの前外側に、エピペンの先端を垂直に当てて「カチッ」と音がするまで強く押し当てます。そのまま5秒ほど待ってから抜き取ります。

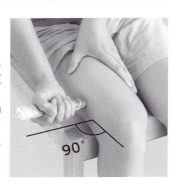
90°

エピペンは、正しい握り方でしっかり持ちます。

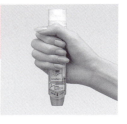

4 注射が完了しているか確認する
エピペンの先端のカバー部分がのびているか確認し（使用後はのびる）、のびていなければ再度、注射します。

まだ、完了していない

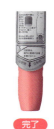
完了

5 注射をした部分をマッサージする
注射をした部分を手で10秒くらいマッサージします。

エピペンを打つ場所

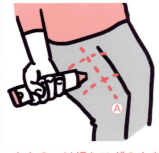

緊急であれば、衣服の上からでもOK。

もものつけ根とひざの中央部で、かつそのまん中Ⓐのラインよりやや外側に垂直に打ちます。おしりや腕には打たないこと。

エピペンとは

「エピペン」とは、アナフィラキシーが現れたとき、医師の治療を受けるまでの間に、自分で注射するアドレナリン自己注射薬の商品名（ファイザー株式会社の製品）です。アドレナリンは、心臓の働きを強めたり、血圧を上げたり、また気道を拡張したりします。そのアドレナリンを注射で体に入れるようにしたものがエピペンで、症状の進行を一時的に緩和させ、ショックを防ぐ効果があります。

アナフィラキシーをおこす危険が高く、万一の場合に、ただちに医療機関での治療が受けられない可能性がある者に対して処方されます。あくまでも応急処置なので、そのあとすぐに医療機関を受診できるように、搬送する必要があります。

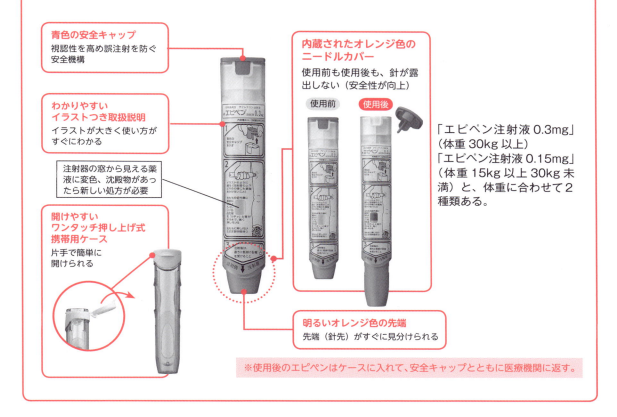

青色の安全キャップ
視認性を高め誤注射を防ぐ安全機構

わかりやすいイラストつき取扱説明
イラストが大きく使い方がすぐにわかる

注射器の窓から見える薬液に変色、沈殿物があったら新しい処方が必要

開けやすいワンタッチ押し上げ式携帯用ケース
片手で簡単に開けられる

内蔵されたオレンジ色のニードルカバー
使用前も使用後も、針が露出しない（安全性が向上）

使用前　使用後

「エピペン注射液 0.3mg」（体重 30kg 以上）
「エピペン注射液 0.15mg」（体重 15kg 以上 30kg 未満）と、体重に合わせて2種類ある。

明るいオレンジ色の先端
先端（針先）がすぐに見分けられる

※使用後のエピペンはケースに入れて、安全キャップとともに医療機関に返す。

介助者が打つ場合

1 介助者が2人いたら、1人は子どものもものつけ根とひざをしっかり押さえ、動かないように固定する。

2 もう1人がエピペンを打つ。

「練習用のエピペン」があるので、練習をしておくといいね。
p.63

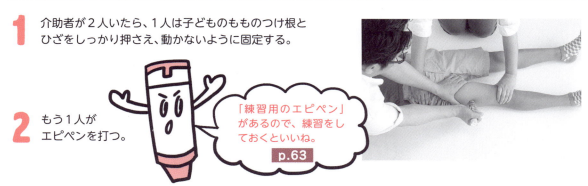

エピペンについて、さらにもっと知ろう！

アナフィラキシーが現れたときに、いつでもエピペンを注射できるように、日ごろからエピペンを適切に管理しましょう。さらに、エピペン使用後の対応についても知識をつけておきましょう。園などその施設のスタッフ全員が、エピペンを処方されている子どもの情報を共有することが大切です。

エピペンの保管・管理は

保管方法

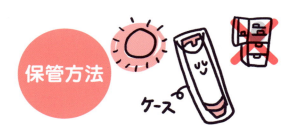

- □ エピペンの成分は、光により分解されやすいため、携帯用ケースに収められた状態で保管し、使用するまでは取り出さないようにします。
- □ 常温で保管し（15～30度が望ましい）、冷蔵庫などの冷たい場所や、逆に日光の当たる高温な場所に、放置しないこと。
- □ かたい床の上などに落とすと、破損する可能性があるので注意します。
- □ 関係者全員がすぐに取り出せて、幼児の手の届かないところに保管します。

管理

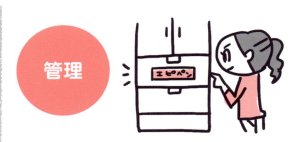

- □ 施設のスタッフ全員がエピペンの保管場所を把握しておきます。
- □ 子どもが所持している場合は、その保管場所を把握しておきます。

※保護者との取り決めに応じ、子どもが自分で所持するか、あずかる場合は子どもが来たときに管理者などが受け取って保管し、帰宅時に渡すようにします。

- □ アレルギーに関する書類一式の保管場所も、職員全員が把握しておきます。

使用期限に注意！

エピペンの使用期限は約1年間です。1年ごとに、エピペンを保護者からあずかったら、保護者に使用期限をたずねるとともに、エピペン本体に記載されている使用期限も必ずチェックしましょう。

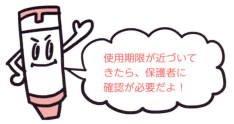

使用期限が近づいてきたら、保護者に確認が必要だよ！

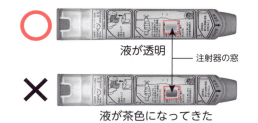

○ 液が透明 ― 注射器の窓
× 液が茶色になってきた

※使用期限内でも、注射器の窓から見える薬液が変色していたり、沈殿物が見つかったりした場合は使用せず、新しいエピペンの処方を受けてください。

こんな点に注意！

副作用について

仮に誤って打ったとしても、主成分はアドレナリンなので、副作用は軽微です。一時的に血圧上昇や心拍数が増加するのに伴って現れる症状（動悸、頭痛、高血圧など）が考えられますが、15分ほどで治まります。

打つタイミング

ショック症状に陥ってからではなく、ショック状態の手前の段階（プレショック症状）で投与できたほうが効果的。目安は皮膚の炎症にはじまり、呼吸器症状として頻発するせき、ぜん鳴（ゼーゼー）や呼吸困難（呼吸がしにくいような状態）など。

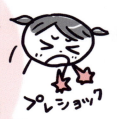

仮に早めに打ってしまった場合、それによる副作用はほとんど生じません。「迷ったら打つ」がよいでしょう。

注射後

エピペンはあくまでも補助治療剤なので、エピペンを打ったあと、子どもが元気を回復したとしても、必ず医療機関を受診しましょう。エピペンの効果が薄れたあとに、再び症状がおこる場合もあります。

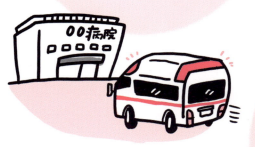

その他

注射する太ももは、子どもでも筋肉が発達した部位で、太い血管や神経から離れているため、誤注射の可能性が低い場所です。おしりや腕には打たないようにします。もしも、おしりや腕に誤って打ってしまったら、すぐに最寄りの医療機関を受診してください。

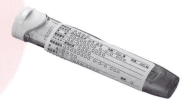

エピペンをあずかるときには、「連絡用シール」に、子どもの名前や処方した医療機関の連絡先などを、保護者の方に書き入れてもらい、携帯用ケースにはってもらいましょう。

事前の対策 役割分担

保育所・幼稚園・学校など、子どもにかかわる事業所では、アナフィラキシーに関する対策を決めて、役割分担を行い、職員全員で知識を共有しておくことが大切です。アレルギーをもつ子どもが今はいなくても、日々の生活の中で、初めて発症する子どももいます。

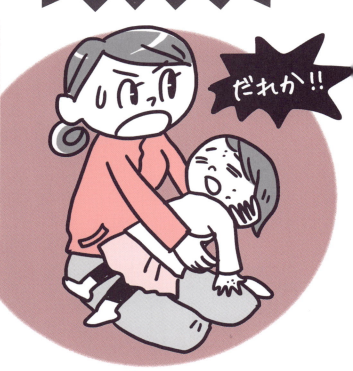

子どもに異変がおきた！

だれか！！

発見者

※観察・直接の対応を行う
- ☐ 子どもから離れずに症状を観察
- ☐ 大声で助けを呼び、人を集める
- ☐ 管理者の到着までリーダーとなる
- ☐ エピペンの使用または介助
- ☐ 薬の内服介助
- ☐ 反応・呼吸がなければ、心肺蘇生やAEDの使用

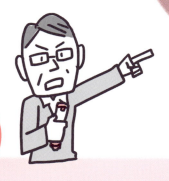

リーダー役

※施設の管理・監督者がふさわしい
- ☐ 各自の役割の確認および指示
- ☐ 救急車要請などの判断
- ☐ エピペンの使用または介助
- ☐ 心肺蘇生やAEDの使用
- ☐ 生活管理指導表などの確認

連絡係

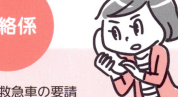

- ☐ 救急車の要請
- ☐ 管理者を呼ぶ
- ☐ 保護者への連絡（状況、エピペン投与について、搬送先など随時）
- ☐ 主治医への連絡

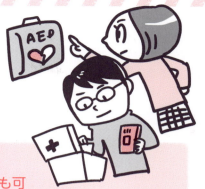

準備係

※複数で分担も可

- ☐ 「生活管理指導表」「緊急時個別対応票」「経過記録票」、作成したマニュアルがあれば持ってくる　p.58〜
- ☐ エピペンの準備
- ☐ AEDの準備
- ☐ 内服薬の準備
- ☐ エピペンの使用または介助
- ☐ 心肺蘇生やAEDの使用

記録係

「経過記録票」に
- ☐ 観察を開始した時刻を記録
- ☐ エピペンを使用した時刻を記録
- ☐ 内服薬を飲んだ時刻を記録
- ☐ 5分ごとに症状を記録

誘導係

- ☐ 救急隊を子どものいるところまで誘導

その他

- ☐ ほかの子どもへの対応

CHECK ✓
準備はできていますか？

- ☐ **主治医、嘱託医との連携を確認しておく**
  主治医や嘱託医と話し合い、事前に救急時の対応や連携を確認しておく。

- ☐ **保護者との連携を徹底し、アレルギー疾患の子どもの書類を整えておく** p.58〜
  スタッフが情報を共有し、いざというとき、だれでも対応できるようにしておく。書類の記載変更など最新の情報に留意する。

- ☐ **すぐ利用できるよう「エピペン」や内服薬の管理場所や管理方法を決めておく** p.42〜
  エピペンについては、練習キットを使った練習を定期的に行い、使用するときにあわてないようにする。 p.63

- ☐ **マニュアルを作成し、シミュレーションを行っておく**
  とっさのときの役割分担を決め、定期的にシミュレーションをして、マニュアルも、どんどんよいものに、かえていく。

- ☐ **研修、講座などへの参加、施設内での実施を検討する**
  心肺蘇生の講習会やAEDの講習会などに積極的に参加し、頭で知っているだけではなく、体が動くようにする。

「食物アレルギー」症状の特徴

「食物アレルギー」は、食物によっておこるアレルギー反応で、さまざまな症状が現れます。特に乳幼児に多く、アナフィラキシーをおこす要因として最も多いため、日ごろの食事管理が重要になります。保育所や幼稚園など、集団給食の場では、保護者とよく連携をとって、アレルギーの情報を管理する必要があります。

乳幼児の場合、食物アレルギーとアトピー性皮膚炎の関係は深い

アトピー性皮膚炎に食物アレルギーが関与している割合は、一般に低年齢児ほど高くなっています。乳幼児をあずかる場合は、アトピー性皮膚炎の有無と食物アレルギーの確認を必ずしておきましょう。

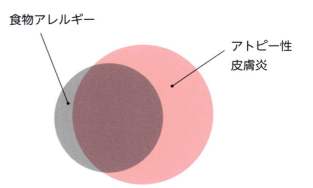

症状の特徴から大きく2タイプに分けられる

食物アレルギーは、食べてから症状が出るまでの時間により、すぐ症状が出る即時型反応と、しばらくたってから症状が出てくる非即時型反応に分類されます。

即時型反応

食べて2時間以内（ほとんどは15分以内）に、唇などのはれ、皮膚の発赤、かゆみ、じんましん、おう吐などの症状が出ます。大きな子どもや大人の食物アレルギーはほとんどがこの即時型反応です。

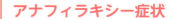
アナフィラキシー症状

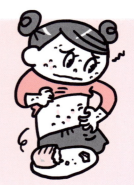

非即時型反応

食べてから6〜8時間後に出る遅発型反応と、1〜2日後に出る遅延型反応とがあります。症状としてはアトピー性皮膚炎や新生児の胃腸管アレルギーなどがありますが、何がアレルゲンであるかの見極めを慎重にする必要があります。

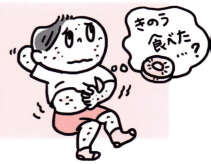

アレルゲンとなる主な食材

　アレルゲンとなる食材は多岐にわたりますが、大人に比べて消化機能が未熟な子どもに関しては、特に「卵」「牛乳」などの高たんぱく、高脂肪のものに注意しましょう。また食材は、そのものを除去するだけでなく、加工食品への注意が必要です。家で食べたことのないものは与えないことを原則にしましょう。

卵
特に卵白にアレルギーが出やすい。マヨネーズ、カツや天ぷらの衣、つなぎに卵を使っている麺類や、菓子類などに注意。

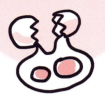

牛乳
下痢の症状が出ることが多い。乳製品の入った飲料、牛乳の入った菓子類、インスタント食品などに注意。

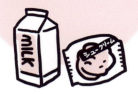

穀物
米、小麦、ライ麦、ゴマ、トウモロコシなどの穀物は、範囲が広いので注意が必要。穀物アレルギーはアナフィラキシーショックを引きおこす場合もある。穀物を使った菓子類や麺類などに注意。

大豆・豆類・ナッツ類
たんぱく質を多く含むためアレルギー症状が出やすい。大豆製品（納豆、豆腐、油揚げ、きな粉、しょう油）、枝豆、小豆、ピーナッツなど、その他の豆類にも注意。

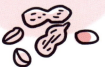

果物・野菜
比較的アレルギーを引きおこしにくいが、毎日食べ続けていると栄養が偏ってアレルギーが出ることがある。特にオレンジ、キウイフルーツ、バナナ、モモ、リンゴなどの果物アレルギーの特徴として、口や唇、のどにかゆみやはれがおこる。野菜ではヤマイモ、トマト、マツタケなど。

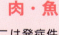

肉・魚
エビ、カニは発症件数が多い。肉はそれほど多くないが、牛肉（牛乳アレルギーの子どもは要注意）、豚肉、鶏肉（卵アレルギーの子どもは要注意）、そのほか、イカ、サンマ、サケ、サバ、アワビ、カキ、ウニやタラコ、イクラなどの魚卵類にも注意。

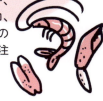

小・中学生に多く見られる症状

運動誘発

特定の食物を食べて数時間（特に1～2時間）以内に運動したときに現れるのが、食物依存性運動誘発アナフィラキシーです。小麦や甲殻類が原因として多く認められます。ただ、食べただけ、運動しただけでは症状はおこりませんが、昼食後の体育の授業では気をつけましょう。

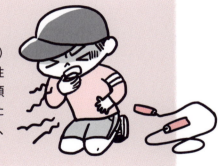

「食物アレルギー」発症後の対応

食物アレルギーの場合、日常的に使う薬はありません。日ごろから食物アレルギーとなるアレルゲンを摂取しないように気をつけることが大切ですが、万が一アレルギー症状がおきたときは、その重症度に応じた薬を使用します。

症状の重さによって薬物を使い分ける

食物アレルギーが出たとき、まず安静にすることが第一ですが、症状の重さを3段階に分け、それぞれに合った薬物を使います。軽症から中等症では抗ヒスタミン薬を飲み、必要に応じてステロイドを併用することがあります。重症でアナフィラキシーをおこしたときは、エピペンを最優先に使用します。

園や学校などで、薬をあずかる場合は、管理を徹底し、「だれの薬」か「何の薬」か、間違わないように管理することが重要です。

症状の度合いと対応

軽症なら 安静にして、経過を観察するレベル。

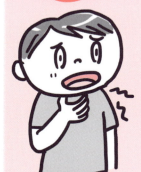

- のどがひりひりする
- 部分的なかゆみ
- 軽い腹痛
- せき
- 鼻水

など

まずはどのようなアレルギー症状が出ているかを確認し、右上の「発症後の4つの対応」の **1** の対応をとる。5分ごとに症状を観察し、30分続くようなら **2** の対応をとる。
※ **4** の準備もしておく。

中等症なら 薬物投与で症状を抑えるレベル。

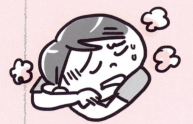

- 全身のかゆみ
- のどの痛み
- 顔のはれ
- おう吐・下痢
- せき
- 顔色が悪い

など

2 を優先させつつ、保護者に連絡をとり、医療機関受診を促す。
3、**4** も並行して行う。

発症後の4つの対応

1 安静に
椅子に座らせると呼吸が楽になります。前傾姿勢か、後ろによりかかる姿勢がよいでしょう。

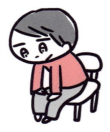

2 あずかっている内服薬を飲ませる
抗ヒスタミン薬を飲ませて、様子を見ます。

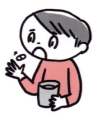

3 呼吸器の症状があれば、気管支拡張薬を吸入
せきやゼーゼーなどの呼吸器症状が出ている場合は、呼吸器拡張薬を吸入し、狭くなった気道を広げて呼吸を楽にさせます。1回に「1〜2」吸入。吸入後は速やかに医療機関を受診しましょう。

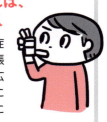

4 エピペンを使用。症状が治まらなければ、緊急搬送
エピペンを使用し、症状が進むようであれば、ただちに医療機関へ緊急搬送を。

重症なら
複数のアレルギー症状が出るレベル。

- アナフィラキシー
- 繰り返すおう吐
- せき込み
- 血圧低下
- 意識消失
など

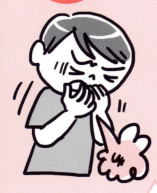

すぐに **4** を行う準備をするとともに、救急搬送の手配をし、**1、2、3**、を行いながら救急車到着を待つ。

食物アレルギーの症状に使う薬物
出現した症状に併せて、薬物を使います。抗ヒスタミン薬とステロイドは、体重によって容量が異なります。

- **抗ヒスタミン薬**
  作用：症状をおこす原因となる化学物質ヒスタミンの働きを抑える。乳幼児には使えないものもある。効果が出るのに約1時間。

- **経口ステロイド**
  作用：体内の副腎皮質ホルモンをまねて作られた薬で、炎症やアレルギー症状を抑える。効果が出るまでに数時間かかる。

- **気管支拡張薬**
  作用：ぜんそくや食物アレルギーの影響で狭くなった気管を広げる。

「気管支ぜんそく」急性発作への対応

気管支ぜんそくは、アレルゲンを吸い込むことで気道にアレルギー反応がおこり、呼吸困難になる疾患です。発作性のせきから、「ゼーゼー」「ヒューヒュー」というぜん鳴、呼吸困難など症状はさまざま。重症の場合は死にいたることもありますので、症状に応じた適切な対応が必要です。

子どもの気管支ぜんそくの約9割はアレルギー的要因が関与

気管支ぜんそくは、さまざまな要素が発作の原因となりますが、子どもの気管支ぜんそくの約9割はアレルギー的要因から引きおこされるといわれています。なかでも、ダニやカビ、ハウスダストが最も大きなアレルゲンです。また、そばなどの食物がアレルゲンとなることもあるので、あずかっている子どもが何のアレルゲンで気管支ぜんそくを引きおこすかを事前に把握し、その情報をスタッフが共有することが必要です。

一方、乳児の場合は、かぜなどの呼吸器感染が気管支ぜんそくの原因となることが多いので、体調管理に十分注意しましょう。

発作の度合いと対応

小発作なら 注意しないと発作かどうかわからないレベル。

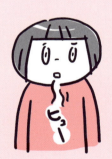

- 「ヒューヒュー」「ゼーゼー」など、ぜん鳴があるが息苦しそうな感じはほとんどない。
- 食欲も通常どおりで、眠れないことはない。

【乳児の場合】
見た目は正常、息を吐く時間が少し長い。

> 運動を避け、経過を観察。右上の「発作への4つの対応」の**1、2**の対応をとる。
> ※弱いぜん鳴が聞こえたら**3**の準備をしておく。

中発作なら 場合によっては入院を要する可能性もあるレベル。

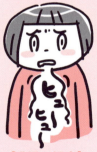

- ぜん鳴が強くなり、息を吸うときにみぞおちのところが陥没する。
- 食事を食べたがらなかったり、寝ていてもときどき目を覚ましたりする。

【乳児の場合】
「ゼーゼー」という呼吸音が聞こえ、胸の上下運動が目立つ（陥没呼吸）。

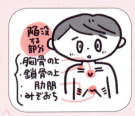

陥没する部分
・胸骨の上
・鎖骨の上
・肋間
・みぞおち

> **3**を優先させつつ、保護者に連絡をとり、医療機関受診を促す。
> **1、2**も並行して行う。

発作への4つの対応

1 安静に
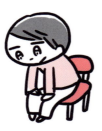
座らせると呼吸が楽になります。前傾姿勢か後ろによりかかる姿勢がよいでしょう。

2 理学療法
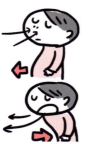
腹式呼吸をさせます。水を飲ませます。背中を下から上にたたくようにしてたんを出させます。

3 急性発作治療薬の吸入、内服
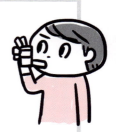
急性の場合「短時間作用性のベータ刺激薬」を吸入、内服させます。
ただし、効果は数時間なので、医療機関受診までの一時的処置とします。

4 救急搬送、一次救命処置 p.16〜
気管支ぜんそくは死亡する危険をもつ疾患なので、重症度を見て判断します。

乳児の発作は判断が難しいため、対応については特に保護者、主治医とよく相談しておきましょう。

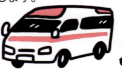
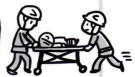

大発作 なら
入院を要する発作のレベル。

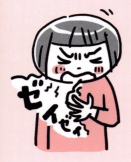

- ぜん鳴が激しくなり、呼吸困難になる。
- 息苦しくて横になれない。
- ＊チアノーゼが見られる。

【乳児の場合】
離れていても「ゼーゼー」という呼吸音が聞こえ、胸の上下運動が非常に目立つ（強い陥没呼吸）。

すぐに3を行う準備をするとともに、救急搬送の手配をし、1、2を行いながら救急車到着を待つ。

※チアノーゼ……体内の酸素が不足して、つめや唇が青紫色になる状態。

呼吸不全 なら 危険！
すぐに救急搬送をしなければ命を落とす危険のある発作のレベル。

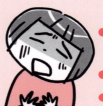

- 明らかな呼吸困難でぜん鳴が逆に小さくなる。
- 唇やつめのチアノーゼがひどくなる。
- 意識がはっきりしていない。
- 眠たがる。

【乳児の場合】
意識がはっきりせず、呼びかけても反応が弱いか、ない。

緊急対応
呼吸不全になると、ぐったりしてぜん鳴も聞こえにくくなり、改善したようにも見えるので注意する。反対に興奮状態をおこすこともある。心肺停止に陥ったら、すぐに一次救命処置を行う p.16〜。

そのほかのアレルギー疾患

子どもに多いアレルギー疾患は、環境の整備や対応の仕方によって発症を抑えたり、悪化を防ぐことができますので、正しい知識を学んで対処することが大切です。新しい情報にも敏感になりましょう。

アレルギー疾患はめずらしい病気ではない！

公立の小、中、高等学校の児童に対して、文部科学省が平成19年4月に行った調査が右のグラフです。児童生徒でアレルギー疾患をもっている数は、アレルギー性鼻炎の9.2％にはじまり、気管支ぜんそく、アトピー性皮膚炎と続きます。このようにアレルギー疾患は、めずらしい病気ではありません。

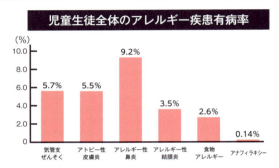

児童生徒全体のアレルギー疾患有病率
- 気管支ぜんそく 5.7%
- アトピー性皮膚炎 5.5%
- アレルギー性鼻炎 9.2%
- アレルギー性結膜炎 3.5%
- 食物アレルギー 2.6%
- アナフィラキシー 0.14%

文部科学省「アレルギー疾患に関する調査研究報告書」平成19年4月より

アトピー性皮膚炎

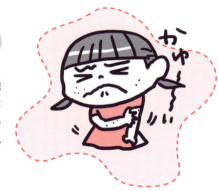

- 全身にかゆみを伴う湿疹が見られ、よくなったり悪くなったりを繰り返す疾患。生まれながらの体質にさまざまな環境条件（ダニ、ホコリ、食物、動物の毛、汗、シャンプー類、プールの塩素、かぜなどの感染症など）が重なって発症します。年齢が低いほど食物アレルギーと合併しておこることが多くなります。

- 顔、首、ひじの内側、ひざの裏側などに発疹が現れやすく、ひどくなると体中に広がります。耳のつけ根がただれて切れる「耳切れ」という症状も特徴です。

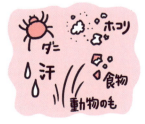

- 夏の汗や強い日差し、冬の空気の乾燥など、季節の影響によっても症状が変化します。かゆみが持続し、かくことによって症状が悪化していくので、子どものつめ切りは必須です。

- 対応は、①掃除をしたり、ストレスをなくすなど原因物質を取り除くこと、②皮膚の清潔を保つこと、③薬物療法が3つの柱となります。

- アトピー性皮膚炎には、かゆみの元である炎症を抑える塗り薬が用いられます。「ステロイドの軟膏」「非ステロイドのタクロリムス軟膏」が一般的です。

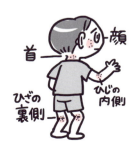

アレルギー性鼻炎

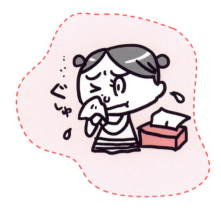

- 鼻に入ってくるアレルゲンが鼻の粘膜を刺激してアレルギー反応をおこし、発作性で反復性のくしゃみ、鼻水、鼻詰まり、目のかゆみなどの症状を引きおこします。発熱はほとんどありません。

- 原因は主にホコリやダニ、動物の毛やフケで、季節性のものは主にスギなどの花粉で、子どもの花粉症は年々増加しています。アレルゲンの除去や回避をし、内服薬や点鼻薬で治療します。

アレルギー性結膜炎

- アレルゲンが目に入ることにより、目の粘膜、結膜に炎症がおこり、目のかゆみ、充血、涙目、異物感、目やに、まぶたのはれなどの症状がおこります。

- ホコリ、ダニ、動物の毛やフケのほか、花粉も要因となります。

- 外から帰ったら手とともに顔も洗う習慣をつけましょう。顔を洗ったら、タオルで優しくふきます。

- アレルゲンの除去や回避をし、主に点眼薬で治療します。

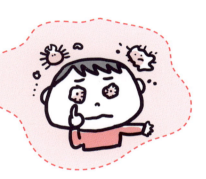

薬の扱いについては、親の管理下でできるように導いていくことも大切

アトピー性皮膚炎の塗り薬など、医師から処方された薬は、基本的には家庭で保護者の管理のもとに、子どもに使うのが理想です。

しかし、幼稚園や保育所などで、昼間の時間に塗ったり、飲んだりすることが必要な薬については、「与薬依頼表」など、決められた書類を提出してもらい、園などで預かることができるようになっています。

ただし、1日に3回塗るステロイドのかゆみ止めなどであれば、「登園前の朝の時間、家に帰ってきた夕方、そしてお風呂からあがった夜の3回」、家で保護者に皮膚炎の状態を観察しながら塗ってもらうほうがよいでしょう。

また、飲み薬なども、かかりつけ医と相談してもらい、「1日3回」の薬を「1日2回」の薬にかえてもらうことで、家庭で管理できるようになります。

保育所・幼稚園・学校生活でアレルギー症状をおこさないようにするために

保育所・幼稚園、そして学校といった場での、集団での活動には、アレルギー症状を引きおこしやすいものが多くあります。どんな場所でどんな条件のもとで、アレルギー症状がおきるかということについて、指導者が知識を持つことがまず大切です。そして、子どもの疾患、症状に応じて対策を検討し、場合に応じて活動を控えさせるなどの対応も必要になってきます。

アレルギー疾患と関連の深い活動

○：注意を要する活動　△：時に注意を要する活動

学校での活動	気管支ぜんそく	アトピー性皮膚炎	アレルギー性結膜炎	食物アレルギー	アレルギー性鼻炎
1 動物との接触を伴う活動	○	○	○		○
2 花粉・ホコリの舞う環境での活動	○	○	○		○
3 長時間の屋外活動	○	○	○		○
4 運動（体育・クラブ活動など）	○	○	△	△	△
5 プール	△	○	○	△	
6 給食		△		○	
7 食物・食材を扱う授業・活動		△		○	
8 宿泊を伴う校外活動	○	○	○	○	○

出典「学校のアレルギー疾患に対する取り組みガイドライン」（公財）日本学校保健会

1 動物との接触

動物の毛やフケ、インコやハムスターなどの羽や毛に触れたり、空気中で吸い込んだりすると症状が現れます。飼育当番などは免除し、対象となる生き物には近づけないようにしましょう。

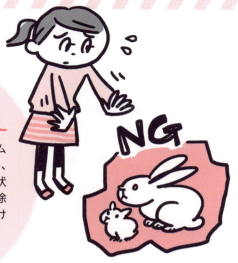

2 花粉・ホコリ

花粉の飛散時期に、症状が重い子どもにはゴーグル型の眼鏡を装着させたり、頻繁に洗眼を行わせたりします。

ホコリの影響を抑えるためには、外から戻ったら顔をふき、清掃時にはマスクをさせ、掃除当番を免除するなども考慮しましょう。

以下のようなホコリの舞いやすい環境にも注意します。

- ☐ マットや跳び箱付近
- ☐ エアコンの噴き出し口
- ☐ カーペット敷きの教室
- ☐ チョークの粉が舞う座席

3 長時間の屋外活動

長時間紫外線を浴びることで、皮膚への刺激となり、かゆみが強くなったり、花粉などの影響も受けることになったりします。衣服、帽子、マスク、日焼け止めクリームなどの対策や、室内でこまめに休憩をとらせるなどに配慮しましょう。

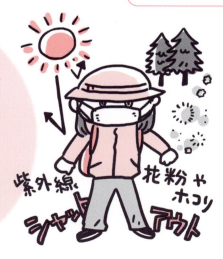

4 運動

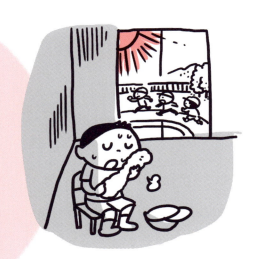

　運動後に体が温まることでアレルギーの症状が出る場合があるので、保冷剤などで冷やしたり、涼しい部屋で休ませたりするようにします。汗も刺激となるため、汗をかいたらすぐふく、顔や手足を洗う、着がえるなどの習慣をつけさせましょう。

　冬季の激しい運動は、それ以外の季節に比べて、ぜんそくの発作を誘発しやすい傾向がありますので注意します。発作をおこしやすい運動や天候などの情報を保護者から得ておくことが大切です。

5 プール

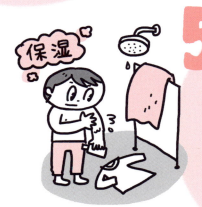

　屋外で浴びる紫外線とともに、消毒に用いる塩素も、アトピー性皮膚炎悪化原因として重要です。過敏な子どもはプールを禁止するか、短時間にとどめます。ゴーグルの着用、塩素濃度の高い腰洗い槽を避けてシャワーにする、入る前と上がったあとには、持参の薬や保湿剤を塗るなどの対策をとりましょう。

6 給食

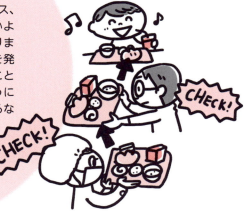

　除去食での対応を徹底し、配膳ミス、混入ミスなどの人的エラーが出ないように2重、3重のチェック態勢をとります。園児の場合、初めてアレルギーを発症することもあるので、家で食べたことのないものは基本的に与えないようにし、リスクの高い食材の利用を抑えるなど予防措置をとりましょう。

　乳幼児では自己管理ができないので、誤食することのないように職員が十分注意します。

7 食物・食材を扱う授業・活動

食材に触れたり、吸い込んだりするだけで発症する場合もあるので、症状に応じた細かい配慮が必要です。

小麦粉粘土を使った遊び
小麦をアレルゲンとする子どもがいたら、小麦が含まれていない粘土を使用する。

おやつ作りなどの調理体験
用いる食材について十分に確認する。

豆まき
大豆をアレルゲンとする子どもがいたら、誤食をしないように見守りが必要。

牛乳パックのリサイクル活動
牛乳をアレルゲンとする子どもは、触れただけで症状が出る場合もあるので、パックを切ったり、洗ったりする活動にも要注意。

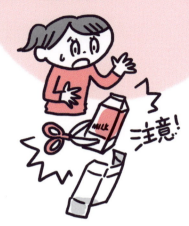

8 宿泊を伴う校外活動

宿泊を伴う校外活動時は、環境の変化により、普段よりも発作がおきやすい状況にあります。もしものときにスムーズに対応できるように、事前の対策が重要です。宿泊先と食事の相談をしたり、宿泊先での受診に備えて主治医からの紹介状を用意しておいたり、宿泊中に発作がおきないよう、宿泊前から特別に服薬を開始する方法もあります。

まくら投げや、布団の上げ下ろしなどにも注意しましょう。そのほか、社会見学、遠足などでの動物と接触する機会、野外活動での飯ごう炊さん、キャンプファイヤー、花火などにも注意します。

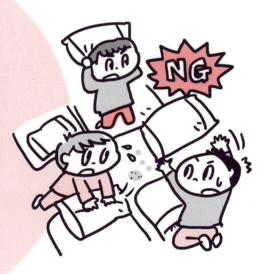

保育所・幼稚園・小学校のガイドラインと書式

子どものアレルギー症状に対し、混乱なく適切な対応がとれるように、厚生労働省や文部科学省では「アレルギー対応ガイドライン」をまとめ、保護者との情報共有のための書式も提示しています。保育所や幼稚園、学校はもちろん、その他の事業所などでもアレルギー対策に役立てましょう。

保育所対応　保育所におけるアレルギー対応ガイドライン

厚生労働省
http://www.mhlw.go.jp/bunya/kodomo/pdf/hoiku03.pdf

増加傾向にあるアレルギー疾患について、保育所職員が保育所での具体的な対応方法や取り組みを共通理解し、保護者、医療機関が連携しながら組織的に取り組むことができるように作成されたものです。

保育所での現状、5つのアレルギー疾患（気管支ぜんそく、アトピー性皮膚炎、アレルギー性結膜炎、食物アレルギー・アナフィラキシー、アレルギー性鼻炎）についての解説、保育所での共通理解、体制の在り方などがまとめられています。

アレルギー疾患の子どもの保護者と取り交わす参考様式として❶「保育所におけるアレルギー疾患生活管理指導表」❷「緊急時個別対応票」❸「経過記録票」❹「除去解除申請書」が掲載されています。

★厚生労働省のホームページからダウンロード可能。
❶「保育所におけるアレルギー疾患生活管理指導表」
http://www.mhlw.go.jp/bunya/kodomo/pdf/hoiku03.pdf　（ガイドラインのP.67〜68）
❷「緊急時個別対応票」http://www.mhlw.go.jp/bunya/kodomo/pdf/hoiku03.pdf　（ガイドラインのP.69）
❸「経過記録票」http://www.mhlw.go.jp/bunya/kodomo/pdf/hoiku03.pdf　（ガイドラインのP.70）
❹「除去解除申請書」http://www.mhlw.go.jp/bunya/kodomo/pdf/hoiku03.pdf　（ガイドラインのP.45）

2 「緊急時個別対応票」

アナフィラキシーを起こす可能性のある場合、緊急時の対応について保護者とよく話し合い、この書類を作成する。

初期対応の仕方が記載されている。対象となる子どもの「保護者の連絡先」「内服薬やエピペンの保管場所」「所定の救急機関の連絡先」などを記入する。

3 「経過記録票」

「緊急時個別対応票」とともに管理し、子どもがアレルギー症状を起こしたら、重症度レベルを確認し、「何時に何をどのくらい摂取したのか」「どのような処置をしたか」を記載し、時間経過とともに症状を記録していく。

主治医への連絡や、救急隊員へ情報を伝える際に役立てる。

1 「保育所におけるアレルギー疾患生活管理指導表」

　5つのアレルギー疾患ごとに、疾患の内容、処方薬、保育所での生活上の注意、緊急連絡先などを記入するもの。
①保育所での生活に留意が必要な場合、保護者からの申し出により配布。
②主治医、アレルギー専門医により記入し、保護者から提出してもらう。
③指導表をもとに、具体的な取り組みについて施設長、嘱託医、看護師、栄養士、調理員などと保護者が協議して対応を決める。
　子どもの成長により状況はかわるので、年1回の更新を基本として診断を受け、提出してもらう。

だれが書くの？いつ書くの？

　その子どものかかりつけ医に書いてもらい、保護者が保育所に提出します。アレルギーと診断されたら、書いてもらうように保護者の方に要請しましょう。
　基本的には1年に1度の更新ですが、症状が強くなって、注意が必要になったり、除去食品が増えたり、減ったりしたときは、随時更新していくようにしましょう。

個人情報の扱い注意点は？

　子どもにかかわる保育士などが全員で共有しておくべき情報ですが、同時に、その子どもに関する「個人情報」が書かれたものなので、保管・管理に充分注意し、保育所の職員以外にもれることがあってはいけません。

4 「除去解除申請書」

　除去していた食物を解除する場合に作成する。「ガイドラインにおいて解除指示は管理指導表や医師の診断書の提出を求めないことになっている。しかし、保護者と保育所において解除指示が口頭で取り交わされることがあってはならない。必ず保護者と保育所の間で所定の書類を作成しておくことは必須である」として、この書式が参考に掲載されている。

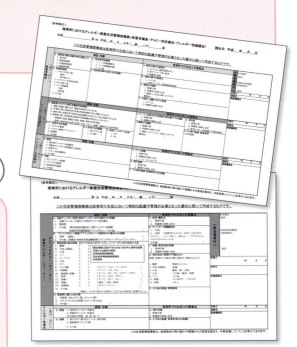

「保育所におけるアレルギー疾患生活管理指導表」

幼稚園・小学校対応

学校のアレルギー疾患に対する取り組みガイドライン

財団法人　日本学校保健会
（監修／文部科学省スポーツ・青少年局　学校健康教育課）
http://www.gakkohoken.jp/uploads/books/photos/
v00051v4d80367d6506f.pdf

ガイドラインの内容

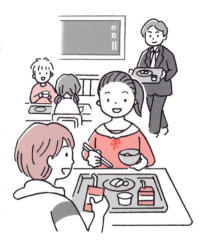

学校やクラスにアレルギー疾患の子どもたちがいるという前提に立った取り組みが必要という観点から、アレルギー疾患の子どもが「安全・安心」に学校生活を送るために必要な知識や対策がまとめられています。

前半では、アレルギー疾患をもつ子どもに対して必要な配慮や管理、緊急時の対応について紹介。特に、保護者と学校が取り交わす書式として「学校生活管理指導表（アレルギー疾患用）」を提示し、その活用法についてくわしく説明されています。

後半では、気管支ぜんそく、アトピー性皮膚炎、アレルギー性結膜炎、食物アレルギー・アナフィラキシー、アレルギー性鼻炎について、それぞれの原因や症状、学校生活において気をつけるべき点などの解説をくわしく掲載。個々の疾患の特徴と対処法を理解するのに役立ちます。

「学校生活管理指導表」とは？

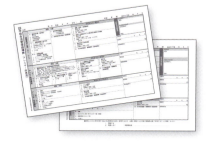

「学校生活管理指導表」は子どものアレルギー疾患に関する情報を医師に記入してもらい、保護者を通じて学校に提出されるものです。この書類を作成・管理することで、子ども1人1人の症状や特徴を正しく把握し、緊急時の対応への準備を行うことができます。

★日本学校保健会のホームページからダウンロード可能。
http://www.gakkohoken.jp/modules/books/index.php?fct=photo&p=53
http://www.gakkohoken.jp/uploads/books/photos/y00053y4d80367e24117.pdf

保護者や主治医への説明も忘れずに

保護者や医師に「学校生活管理指導表」の取り組みに協力してもらうためには、まず、その必要性や内容を理解してもらう必要があります。その際は、日本学校保健会が作成した『学校生活管理指導表 活用のしおり（保護者用・主治医用）』を活用してもよいでしょう。下記からダウンロードできます。

http://www.gakkohoken.jp/modules/pico/index.php?content_id=101

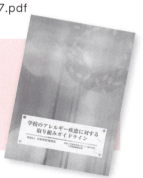

「学校生活管理指導表」取り組みのモデル例　〜小学校入学を契機とした場合〜

1 アレルギー疾患の子どもの把握

就学時健康診断や入学説明会のときに、子どもがアレルギー疾患をもっていて配慮が必要な場合は申し出るように促す。入学後も、アレルギー疾患に対する相談を受け付けていることを保護者へ通知する。

2 「学校生活管理指導表」の配布・提出依頼

配慮が必要な子どもの保護者に、教育委員会から（入学後は学校から）「学校生活管理指導表」を配布。子どもの主治医に「学校生活管理指導表」を記入してもらい、保護者を通じて提出してもらう。

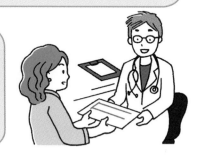

3 校内での取り組みの検討・準備

校長、教頭、学級担任、養護教諭、栄養教諭（学校栄養職員）が、「学校生活管理指導表」に基づき、学校としての取り組みプランを作成。医療機関や保護者との連携の確認やアレルギー疾患をもつ子どもの一覧表など、必要な準備を行う。

4 保護者との面談

学校で作成した取り組みプランについて保護者と話し合い、内容を決定する。

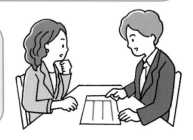

5 アレルギー疾患に対する取り組み報告会

教職員全員が子どもたち1人1人の取り組みプラン内容を把握し、改善点を検討できるよう、必要に応じて報告会を行う。

6 次年度の「学校生活管理指導表」の配布

年度末には、引き続き配慮・管理が必要な子どもの保護者へ、次年度の「学校生活管理指導表」を配布する。

DATA アナフィラキシーに対する調査

保育所や幼稚園での実態は……

本書制作に先立ち、2014年夏、保育者のための講習会(学研教育みらい主催)に参加した562名に、アナフィラキシーに関するアンケートを行いました。

1 アナフィラキシーショックについて、知っていますか

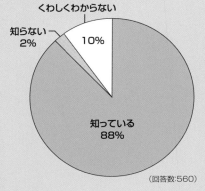

- 知っている 88%
- 名前は聞いたことはあるが、くわしくわからない 10%
- 知らない 2%

(回答数:560)

アナフィラキシーショックやエピペンについては、知っている人が大多数をしめ、関心の高さがうかがえます。2012年に東京都調布市の小学校で起きた事故は、教育の現場、保育の現場に衝撃を与えました。乳製品アレルギーのある女児が、給食を食べたときに体調不良をおこし、死亡するという不幸な事故をきっかけに、「アナフィラキシーの対応やエピペンの使用」についての講習会がさかんに行われるようになりました。

とはいえ、講習会に参加したり、学んだことがある人は4割にすぎません。そして、アナフィラキシーショックやエピペンの使用法に不安を感じる人が93%。ほとんどの人が不安をかかえているといっても過言ではないでしょう。

2 エピペンを知っていますか

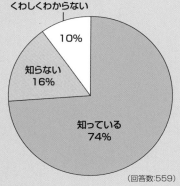

- 知っている 74%
- 名前は聞いたことはあるが、くわしくわからない 10%
- 知らない 16%

(回答数:559)

3 アナフィラキシーショックの対応やエピペンの使用について、講習会などで学んだことはありますか

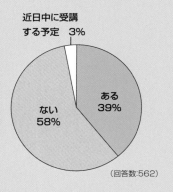

- ある 39%
- ない 58%
- 近日中に受講する予定 3%

(回答数:562)

4 エピペンを使用するのに子どもの体重制限があることを知っていますか

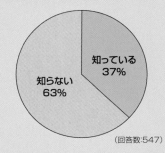

- 知っている 37%
- 知らない 63%

(回答数:547)

5 あなたの施設では、保護者からエピペンや内服薬などの薬をあずかっていますか

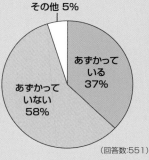

- あずかっている 37%
- あずかっていない 58%
- その他 5%

(回答数:551)

6 アナフィラキシーショックの対応やエピペンの使用法について、不安に感じることはありますか

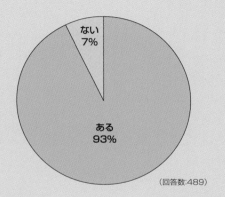

あると答えた人が 93%

（回答数：489）

アナフィラキシーショックへの対応やエピペンの使用法について、不安に感じる理由は……

多くの人たちに共通していた不安は、以下のようなものです。

- ○ エピペンを打つ練習はしたけれど、**実際のときにどうなるか**不安
- ○ いざとなったとき、**ためらいなくできるか**どうか、不安
- ○ 「迷ったら使え」というが、使う**タイミング**が遅れたらどうしようと不安
- ○ 自分1人しかいないときにエピペンを打たなければならないことがあるとしたら、しっかり対応できるか不安
- ○ やはり医療行為、**命にかかわる**ことだと感じ、責任の重さを感じる

こうした不安に打ち勝つためには

1 しっかりした知識をもつ
p.40〜43

2 練習を何度も行う

3 いざというときに対応できる体制を作る
p.44〜45

エピペン練習用トレーナーを無料で借りることができます
（ファイザー株式会社より）

　保育所や幼稚園・学校で、「エピペンを練習する講習会」を企画すると、その講習会の担当者（主催者）に対して、エピペンの練習用トレーナーが貸し出されます。参加者2人に1本。貸し出しの上限は50本です。講習会の開き方としては、園医（校医）などに来ていただき、指導してもらうか、講習会主催者がファイザー（株）の製品サイト（http://www.epipen.jp/teacher/）にある動画や、使い方ガイドで、あらかじめ使い方を習得し、ほかの参加者に教える方法があります。練習用には、注射液は入っておらず、針もついていませんので、刺し方の手順を繰り返し学ぶことができます。

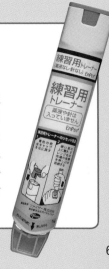

DATA

心肺蘇生法やAEDに対する調査

2014年夏、保育者のための講習会（学研教育みらい主催）に参加した562名に、AEDや心肺蘇生に関するアンケートを行いました。

保育所や幼稚園での実態は……

心肺蘇生法やAEDの使用について、講習会などで学んだことがある人は87％と大多数であるにもかかわらず、いざ実行するとなると、さまざまな不安をかかえていることを、DATA4が如実に物語っています。

心肺蘇生という「生死」を分けるかもしれない場面で、勇気をもった行動に出ることを躊躇させる理由の1つには、いくら講習を受けていたとしても、ほとんどの人に、「本番」の経験がないということ、また、万が一、うまくいかなかった場合への恐怖心があるのも自然なことです。

しかし、目の前に倒れている人がいれば、手をさしのべ、自分にできる最善を尽くしてあげたいと思うのも、また、人間の自然な姿です。そのときに「最善を尽くせるための」知識と練習を、仲間といっしょに定期的に積み上げていくことが、恐怖心を小さくしていく方法ではないでしょうか。

1 AEDがあなたの施設に設置されていますか

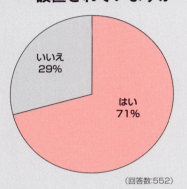

はい 71％
いいえ 29％
（回答数:552）

2 実際に子どもにAEDを使ったことはありますか

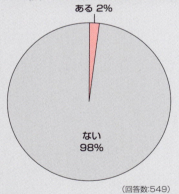

ある 2％
ない 98％
（回答数:549）

3 心肺蘇生法やAEDの使用法について、講習会などで学んだことはありますか

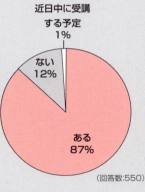

ある 87％
ない 12％
近日中に受講する予定 1％
（回答数:550）

4 実際に心肺蘇生やAEDを行うにあたって、または、行う場面が出てきたときに、不安な点はありますか

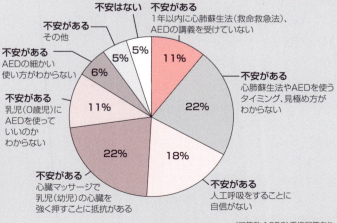

- 不安がある　1年以内に心肺蘇生法（救命救急法）、AEDの講義を受けていない　11％
- 不安がある　心肺蘇生法やAEDを使うタイミング、見極め方がわからない　22％
- 不安がある　人工呼吸をすることに自信がない　18％
- 不安がある　心臓マッサージで乳児（幼児）の心臓を強く押すことに抵抗がある　22％
- 不安がある　乳児（0歳児）にAEDを使っていいのかわからない　11％
- 不安がある　AEDの細かい使い方がわからない　6％
- 不安がある　その他　5％
- 不安はない　5％

（回答数:1059）重複回答あり

PART 3

症状別 対応マニュアル

緊急の対応を要する
乳児・小児の 病気・けが

応急手当とは

応急手当とは、けがや病気の悪化を防ぎ、苦痛を軽くするために行う処置をいいます。子どもの状態や症状をよく観察し、119番への通報や病院の受診が必要かどうか見極めたうえで、適切な手当を行うことが大切です。症状や病気に合わせた応急手当の基本を確認しましょう。

応急手当の基本

体位と移動

けがをした子や病気の子どもがいたら、その場で寝かせたり、座らせたりして楽な姿勢で安静にさせます。おう吐や吐血が見られる場合などは回復体位をとらせましょう。 p.15

ただし、車が通る道路上など危険な場所にいた場合は、まず安全な場所へ移動させます。

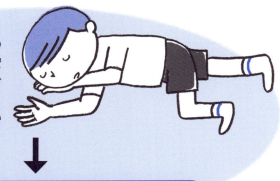

↓

けがや病気、症状に合わせて手当をする

アナフィラキシー

エピペン（アドレナリン自己注射薬）を処方されている子であれば、危険な症状が見られたら、エピペンを打って、すぐに救急車を呼びます。

p.40～

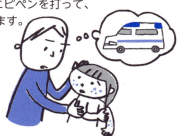

気管支ぜんそく発作

発作治療薬を吸入、内服させます。発作がひどく、呼吸困難でぜん鳴が小さくなってきたり、意識がはっきりしなくなってきたりした場合は、ただちに119番へ通報。

p.50～

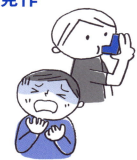

▲息が苦しそう

出血

けがなどで出血が多い場合は、すぐに止血を。出血部位にガーゼや布を当てて直接圧迫する方法（直接圧迫止血法）が一般的です。

p.68

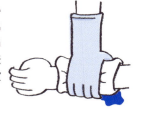

傷口

土や砂などで汚れていればきれいに洗い流し、必要ならば、湿潤療法で手当を。深い傷や汚れがひどい傷はすぐに病院を受診。

p.70～

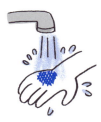

骨折・ねんざ・打撲

骨折していそうな場合は、患部を動かさないように添え木などでしっかり固定し、RICE療法を行います。ねんざや打撲に対してもRICE療法を行います。

p.72〜

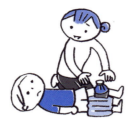

けいれん

家具の角や階段などの危険な場所から遠ざけ、様子を見ます。けいれんが治まらない場合や意識のはっきりしない場合は119番へ通報。

p.80〜

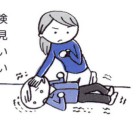

熱中症

重症の場合はすぐに119番へ通報。涼しい場所へ移動させて体を冷やし、水分・塩分を補給。

p.86

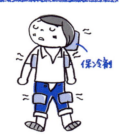

やけど

痛みがやわらぐまで流水で冷やします。その際、水ぶくれをつぶさないように注意。広範囲なら、シーツで全身を覆ってシャワーをかけます。

p.87

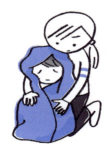

毒物の付着・誤飲

酸やアルカリなどの毒性のある化学物質が皮膚や目に付着したら、すぐに流水で洗い流してから病院へ。誤飲した場合は無理に吐かせずにすぐ病院へ。

p.88

歯の損傷

歯茎からの出血は丸めた綿やティッシュペーパーで圧迫して止血。抜けた歯は、つけ根に触れないようにして牛乳へ入れ、すぐに歯科医を受診。

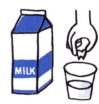

低体温・凍傷

ぬれた服を脱がせて毛布や衣服で体を覆います。低体温の場合はすぐに119番へ通報。凍傷の場合は、患部をこすったり締めつけたりせず、ぬるま湯で温めます。医療機関が近くにある場合は、温めずすぐに受診します。

おぼれたとき

無理に救助せず、119番へ通報。つかまって浮くことができそうなものを投げ入れます。心肺蘇生が必要な場合は水中から引き上げて行います。

p.26〜

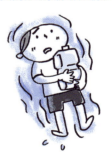

その他の手当

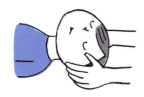

〈首の安静〉 頭や首を強く打つなどして、首の骨を傷めている可能性があるときは、無理に頭や首を動かさず、救急車が来るまで安静に。介助者は頭を両手で固定するように支えます。頭を前後左右に動かさないように。

応急手当
止血法

20%の血液が急激に失われると出血性ショックに陥り、30%を失うと生命に危険を及ぼすといわれます。したがって出血量が多いほど、迅速な止血手当が必要です。止血方法には「直接圧迫止血法」「間接圧迫止血法」「止血帯法」があります。

直接圧迫止血法が一般的。血液に触れないように注意

　医療の専門家でない一般の方が止血を行う場合、最もよいのが「直接圧迫止血法」です。圧迫しているのにガーゼから血液がしみ出てくる場合は、圧迫する力が弱いか、圧迫する位置が間違っている可能性があります。出血部位を強い力で圧迫することが大切です。

　また、血液から感染する病気もあるので注意が必要です。なるべくゴム手袋やビニール袋を手にはめて行うようにしましょう。

直接圧迫止血法

出血部分をガーゼやタオルなどで直接強く圧迫して、出血を止める方法。

1 傷口にガーゼなどを当て、その上から片手または両手で体重をかけて強く圧迫します。

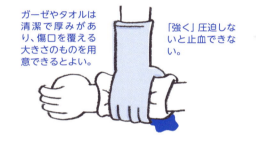

ガーゼやタオルは清潔で厚みがあり、傷口を覆える大きさのものを用意できるとよい。

「強く」圧迫しないと止血できない。

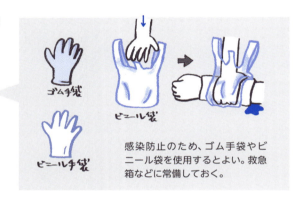

感染防止のため、ゴム手袋やビニール袋を使用するとよい。救急箱などに常備しておく。

2 まだ血がにじむ場合は、最初のガーゼははずさず、その上に別のガーゼなどを重ねて圧迫します。

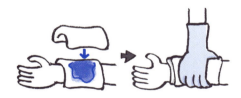

3 止血できたら包帯をしっかり巻き、医師の手当を受けるまで、ほどかないようにしましょう。

4 子どもが出血している手を動かせるなら、出血部位が心臓より高くなるようにして、傷口への血流を減らすようにします。

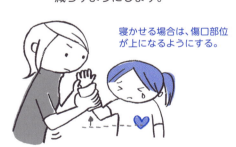

寝かせる場合は、傷口部位が上になるようにする。

間接圧迫止血法

出血部分より心臓に近い動脈（止血点）を圧迫して止血する方法。「直接圧迫止血法」の準備ができるまでの応急処置として行ったり、傷口から骨が見えたりしているときに行います。

傷口直接ではなく、傷にいちばん近い止血点（血液の流れを止めることができるところ）を、布などは当てず、指で直接圧迫します。

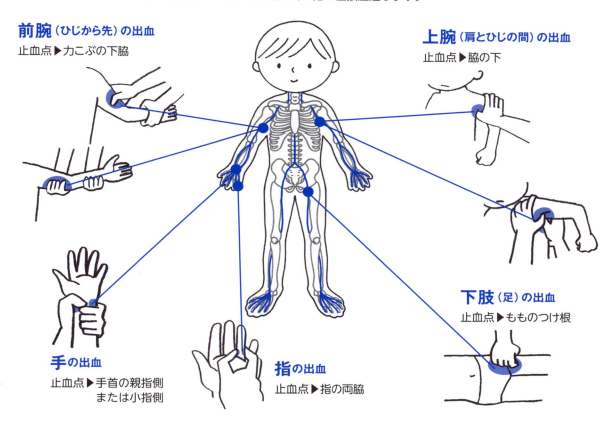

前腕（ひじから先）の出血
止血点▶力こぶの下脇

上腕（肩とひじの間）の出血
止血点▶脇の下

手の出血
止血点▶手首の親指側または小指側

指の出血
止血点▶指の両脇

下肢（足）の出血
止血点▶もものつけ根

止血帯法

手足から出血したとき、出血部分より心臓に近い動脈（止血点）を止血帯を使って、圧迫して止血する方法。「直接圧迫止血法」では止血しきれなかったり、救急隊の到着に時間がかかる場合に行います。

1 傷に近い止血点を3cm以上の幅の帯状の布でしばります。

2 止血が不十分なら軽くしばり直し、すきまに丈夫な棒を入れて回し、きつく締めます。

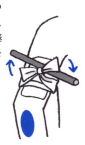

3 30分以上続ける場合は30分ごとに棒をゆるめて、うっ血を防ぎます（時間をメモしておきましょう）。

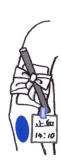

応急手当
湿潤療法

湿潤療法とは、すり傷や切り傷などのけがに行う治療法です。これは従来行われていたガーゼなどで傷を覆って傷口を乾燥させる方法とは逆に、患部を湿った状態に保つ方法で、皮膚の再生能力を引き出す治療法です。医師に見せるほどではない軽いけがややけどの応急手当として、試してみてもよいでしょう。

傷の潤いを保つと皮膚の再生がスムーズに

従来の消毒をしてガーゼで傷を覆う応急手当法は、消毒液が細胞を傷つけ、傷口にできるかさぶたが新しい皮膚の再生を邪魔することがわかってきました。そこで新たに注目されるようになったのが湿潤療法（閉鎖療法）です。水分を通さない素材で傷を覆い、密閉して皮膚が湿った環境を保ちます。そうすると、傷はジクジクした滲出液で覆われます。この滲出液には皮膚の再生を促進する働きがある物質が含まれているため、傷が早く、きれいに治ります。また痛みをやわらげ、感染を防ぐ効果もあります。

湿潤療法を行う場合の注意点

湿潤療法に向いていない傷がある

すべての傷に湿潤療法が効果的だというわけではありません。湿潤療法は傷の部分を密閉してしまうので、雑菌に感染していると傷口が悪化する場合があります。

右のような傷の場合は湿潤療法を行わず、すぐに医療機関を受診しましょう。

- 砂や石、土などの汚れが付着してとれない傷
- 犬や猫などの動物にかまれたり、ひっかかれたりしてできた傷
- 深い傷
- さびた釘でできた傷
- ガラスによる切り傷
- 古くなった傷

悪化の兆候が見られたらすぐに中止を

湿潤療法を行ったあとに、傷の感染が疑われる場合は、治療を中断して傷口を洗い流し、すぐに医師の診察を受けましょう。

感染がおこると右のような兆候が見られます。膿なのか、滲出液なのかを見分けるときは、下の見分け方を参考にしましょう。

- 傷のまわりが赤くはれて熱を持つ
- 傷口の痛みが強くなる
- 膿が出たり、傷のまわりが黒ずんだりする

膿と滲出液の見分け方

【膿】
色　黄色〜緑色
形態　ドロッとした感じ
におい　あり
出てくる時期　傷ができて3、4日後

【滲出液】
色　透明で薄黄色
形態　サラサラした感じ
におい　なし
出てくる時期　傷ができて数時間から1、2日後

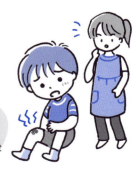

湿潤療法のやり方

1 出血していたらガーゼや布を当てて直接圧迫止血をします。
p.68

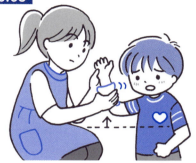

2 水道水やペットボトルの水で傷口をきれいに洗い流し、清潔なガーゼなどの布で軽く水気をふき取ります。

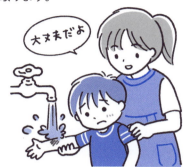

3 傷口の乾燥を防ぐために市販の被覆材（ハイドロコロイドやアルギン酸塩などでできたもの）で傷を覆います。

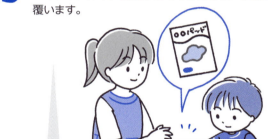

4 ときどき傷口を洗い、被覆材を交換します。市販品はそれぞれの使用法の注意を確認し、必要に応じて交換します。応急手当として、ラップを使った場合は、なるべく早く市販の被覆材を買って、取りかえましょう。

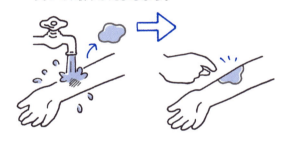

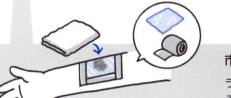

市販の被覆材がない場合（応急手当として）

ラップを傷口よりも大きめに切り、傷口に当てて四方をばんそうこうなどで固定し、その上にガーゼなどを当てます。

傷には何も塗らない！ 吹きつけない！

　湿潤療法をするときは、傷に何もつけないのが原則です。消毒液はもちろん、傷用の軟膏もNG。
　当然、傷を乾燥させるスプレーはもってのほかです。かえって傷の治りを悪くしてしまいます。傷には何も塗らない、吹きつけないようにしましょう。

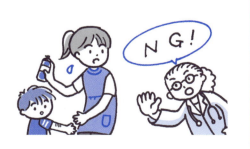

応急手当
RICE療法

ねんざや打撲などをしたときの応急手当の方法として覚えておきたいのが「RICE療法」です。「安静」「冷却」「圧迫」「挙上」の４つの手当を行う方法で、けがの悪化を防いで、回復を早める効果があります。

運動時におこりやすいけがの応急手当に

RICE療法は子どもが遊んでいて足をくじいたとき、転んで手足を強く打ったときなど、体を動かしているときによくおこるけがに対して行う応急手当の方法です。

また、骨折が疑われる場合は、まず患部を固定し、冷やしたり、高く上げたりしながら病院へ向かいましょう。いずれもけがをした初期に行うことで、痛みやはれを最小限に抑えて、回復を早め、後遺症（慢性痛）を予防できます。

RICE療法のやり方

1 安静（Rest）

けがをしたら、全身を動かさずに安静にします。ねんざなどはすぐには症状が出ないこともありますが、すぐに運動を中止し、できるだけ楽な姿勢をとらせて、応急処置のできる道具を持ってきましょう。

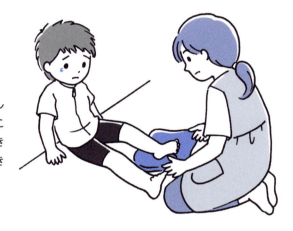

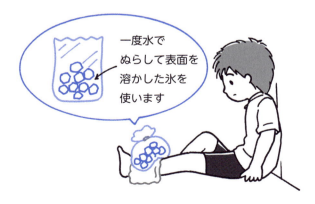

一度水でぬらして表面を溶かした氷を使います

2 冷却（Ice）

患部とその周辺を氷や水でぬらしたタオルで冷やします。氷で冷やす場合は凍傷をおこさないように、タオルなどの上から冷やします。「30分冷やして、60分休んで、30分冷やす……」という方法が一般的です。

「骨折かも」と思ったときの固定の仕方

骨折が疑われる場合は、なるべくその場から動かさず、まず患部を固定することが重要です。添え木を当てて、骨折部の上下の関節とともに動かないように固定しましょう。

腕が不自然な方向に曲がっているなど、変形がある場合は無理に元の位置に戻そうとしないこと。曲がったまま固定します。

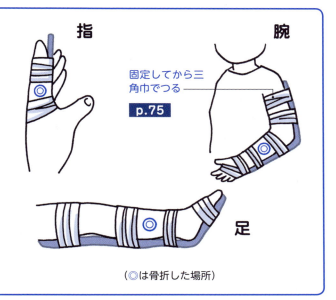

固定してから三角巾でつる
p.75

（◎は骨折した場所）

3 圧迫（Compression）

包帯や添え木などで患部を動かないように固定し、けがの悪化を防ぎます。ただし、きつく締めすぎないこと。特に子どもの場合は組織がやわらかいため、血流が悪くなり、けがが悪化することがあるので注意しましょう。

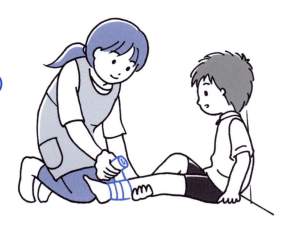

4 挙上（Elevation）

患部を心臓より高い位置に上げて保ちます。できるだけ痛みの少ない姿勢になるように工夫して台を用意したりしましょう。

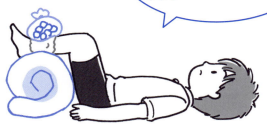

ねんざの場合は、RICE療法を行い、症状が落ち着いてから医療機関で診療を受けましょう

応急手当 包帯

包帯や三角巾は、けがの固定、保護、細菌の侵入を防ぐ目的で使います。いざというとき、重症度に合わせて適切な処置ができるように、基本の巻き方、しばり方を覚えておきましょう。包帯は清潔で大きめのものを用意し、巻き始めと巻き終わりを同じ場所にして何度も重ねると、しっかり巻くことができます。

きつすぎると血液循環が悪くなるので、注意!

包帯をあまりきつく巻きすぎると血液の循環が悪くなってしまう場合があるので注意。

包帯を巻いたほうの手足が冷たくなったり、しびれたり、つめが青くなったりしたら、強く巻きすぎの可能性があります。つめや皮膚の一部を押して、離したときに、色がすぐに戻らない場合は、包帯をゆるめるようにしましょう。

手足の指が見えるように巻いて、そうした肌の色の変化に気をつけましょう。

包帯の巻き方

[基本]

1 巻き始めを斜め上にして1回巻きます。

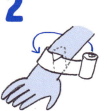

2 巻き始めを折り返し、その上に巻いていきます。

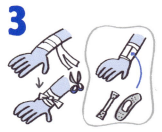

3 先を2つに裂いて結びます。または包帯どめ、ばんそうこうなどでとめます。

指の巻き方

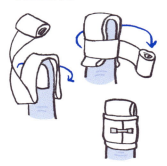

指全体を覆ってから横に巻いてとめます。

指ハンカチ

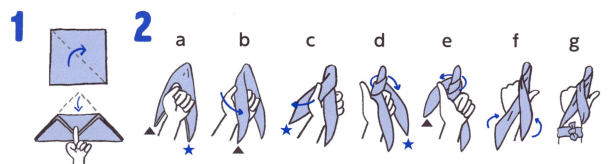

1 けがをした指の長さの2倍のところで、ハンカチの角を折り返します。

2 (a)傷をハンカチで覆い、(b、c)両端を交差させます。(d)★を指に巻きつけ、(e)▲を手の甲のほうに回します。(f)手を返して、両方をクロスさせ、(g)手首に巻きつけて、しっかり結びます。

三角巾の使い方

包帯のほかに、けがの保護や固定に役立つのが三角巾です。1m 四方の布を三角に折って使います。骨折したときに腕をつるして固定したり、頭や手足を包んで保護したりするのに役立ちますし、細長く折れば、包帯のかわりとしても使えます。

＜腕のつるし方＞

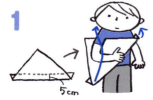

1 底辺を折り（約5cm）、脇に差し入れます。

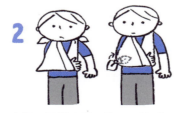

2 底辺の両端を首の後ろで結び、ひじ部分を結んで中に入れるか、ピンなどでとめます。

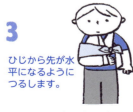

3 ひじから先が水平になるようにつるします。

タオルなどで腕を体に固定します。

＜頭を包む＞

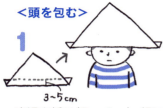

1 底辺を折り（3～5cm）、額に当てます。

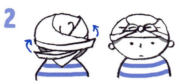

2 後ろで交差させ、前で両端を結びます（締めすぎないように）。

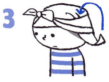

3 後ろの三角部分を上に折り込みます。

腕や足の巻き方

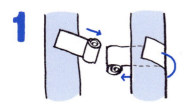

1 斜め上から巻き始め、後ろはまっすぐに巻きます。

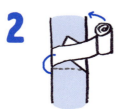

2 前に来たら斜め上に巻き、後ろはまたまっすぐに。

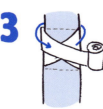

3 今度は前で下向きに巻きます。繰り返して傷口から離れたところでとめます。

ひじ、ひざの巻き方

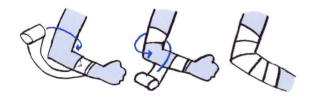

ひじやひざなどの関節部分は「八の字」に巻きます。

足首の巻き方

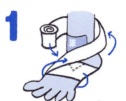

1 傷口にガーゼを当て、甲側から包帯を巻き始めます。

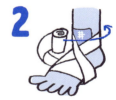

2 甲→足首→甲→足首と、交互に巻いていきます。

熱が出た！

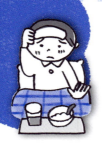

かぜなどのウイルスや細菌に感染すると、そのばい菌と戦うために体は熱を出します。この状態が「発熱」です。体温が平熱より1度以上高ければ、発熱と考えてよいでしょう。ただし、熱が高いほど重症というわけではありません。体温だけではなく、「機嫌はよいか」「食欲はあるか」「おしっこは普通に出ているか」など、子どもの様子をよく観察して、対処することが大切です。

1つでも当てはまる → 当てはまらない →

Check!

- ☐ 生後3か月未満
- ☐ ぐったりしている、無表情で元気がない
- ☐ ずっと、うつらうつらしている
- ☐ 半日以上おしっこが出ない
- ☐ 水分がとれない
- ☐ 親や医師より、特別な注意が必要な病気があると言われている。
(例：免疫抑制剤を飲んでいるか、免疫不全症の既往がある。先天性心疾患や糖尿病、副腎機能低下症の既往があるなど)

→ （保護者に連絡）**すぐに受診**

- ☐ 尿の量が減っている
- ☐ 飲む水分の量（ミルクの量）が減っている
- ☐ ひどいせきが出る
- ☐ 下痢・おう吐・腹痛がある

→ （保護者に連絡）**かかりつけ医を受診**（通常の診療時間に）

（保護者に連絡）**様子を見る**

- ☐ 熱が下がらない
- ☐ 具合が悪くなった

MEMO
解熱薬には、子どもに使用してよいものと、子どもへの使用が禁止されているものがあるので、注意が必要。

必要な対処は？
（ホームケア含む）

熱の上がり始めは体を温めて

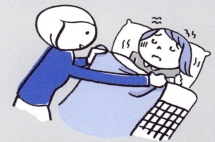

熱の上がり始めに震えて寒そうなときや、手足が冷たいときには全身を保温することが大切です。服を1枚多く着せたり、布団や毛布をかけたりしましょう。

熱が上がりきったら薄着に

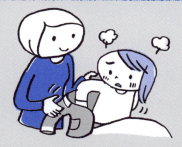

熱が上がって顔がほてったり、手足が温かくなってきたりしたら、体にこもった熱を発散させましょう。服を1枚脱がせたり、薄い布団にかえたりして涼しくします。

汗をかいたら着がえを

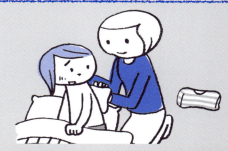

汗をかいたままにしておくと体を冷やす原因になります。こまめに汗をふき、ぬれた下着やパジャマをこまめに着がえさせましょう。

発熱以外の症状にも注意

熱以外の気になる症状を、注意して観察しましょう。たとえば発疹が出ている場合は、いつ、どこに、どんな発疹が出たかをチェックします。

こまめに水分補給を

熱が出ると、汗とともに知らず知らずのうちに体の水分が失われてしまいます。脱水状態にならないように、「OS-1」（大塚製薬工場）などで、こまめに水分を補給しましょう。汗で失われた塩分を補うためには塩分が必要。食塩を入れた手作りの飲料を紹介します。

[水1リットルに、砂糖大さじ4〜5、食塩小さじ1/2を混ぜ、フルーツの果汁数滴を加えればできあがり]

体のほてりをやわらげるには？

熱が高いときなど、体がほてってつらいときは、体を効果的に冷やしてあげると楽になります。たとえば、首の後ろや脇の下、もものつけ根など、太い血管が通っている場所を保冷剤で冷やすとよいでしょう。また、30度くらいのぬるま湯で絞ったタオルで、おなかや背中を交互にふき、熱を放散させる方法も有効です。

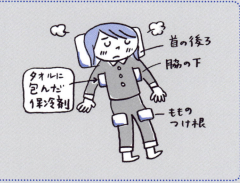

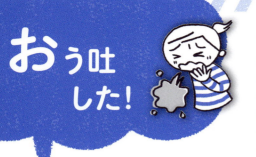

おう吐した!

子どものおう吐は、ウイルスや細菌に感染しておこる胃腸炎のほか、髄膜炎や頭のけが、腸閉塞などが原因でおこります。吐いたものでのどを詰まらせないように注意し、おう吐以外の症状がある場合は病院を受診しましょう。おう吐物を正しく安全に処理することも重要です。また、おう吐したあとは、水分バランスがくずれているので、脱水状態にならないよう水分補給も大切です。

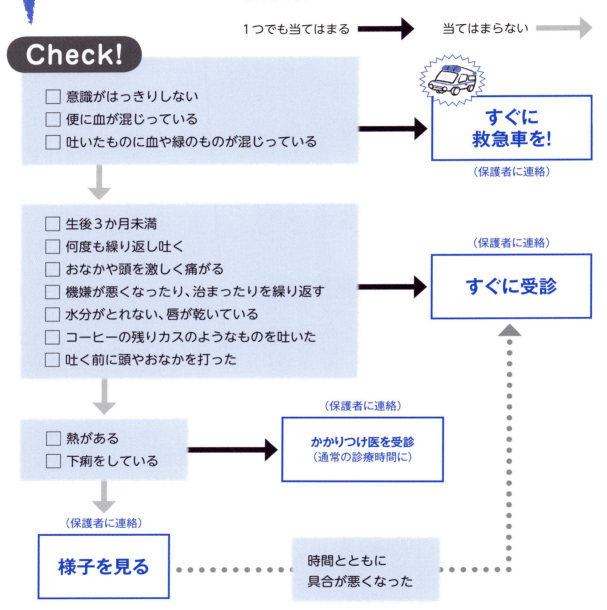

MEMO 吐いたあとにけいれんをおこした場合、けいれんはなくても意識の状態が悪い(呼びかけても反応が鈍い、目線が合わない)ときは、迷わず救急車を呼んでください!!

必要な対処は？
（ホームケア含む）

吐きそうなときは前かがみに

　子どもが吐きそうなときは、顔が下に向くように前かがみの姿勢にして、吐いたものが気管をふさがないようにします。吐いたあとは服を着がえさせてから寝かせます。そのとき、体や顔を横に向けます。

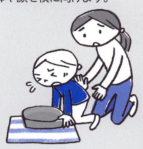

汚れた口や服はきれいに

　吐いたもののにおいは吐き気を誘発するので注意。吐いたあとはうがいをさせたり、ガーゼでふいたりして、口の中やまわりをきれいにします。汚れた服は漂白剤を薄めた液に30〜60分つけてから洗濯します。

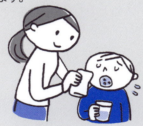

タイミングを見て水分補給を

　吐いてすぐは水分も受けつけない状態なので、30分くらい間をあけてから「OS-1」（大塚製薬工場）などを少しずつ与えましょう。それで吐かなければ、量を徐々に増やしていきます。普通の水では、失われた塩分を補うことができません。

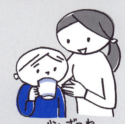

少しずつね

p.77 （手作り飲料）

おう吐物の処理に注意！（園などでは特に注意！）

ウイルスが原因でおこる感染性胃腸炎でおう吐した場合、おう吐物には多くのウイルスが存在します。二次感染を防ぐには、おう吐物に触れずに、すばやく処理する必要があります。

1 ビニール製の手袋やエプロン、マスク（すべて使い捨てのもの）を身につけます。

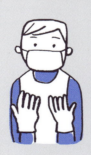

2 おう吐物を布や新聞紙などで覆い、中央に集めるようにしてふき取ります。

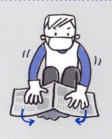

3 塩素系の消毒剤を薄めた液*に布を浸して、さらにきれいにふき取ってビニール袋に入れます。きれいに処理したら換気をし、その部屋に30分は人を入れないようにします。

※水1リットルに対して、市販の塩素系漂白剤を4ccくらい（キャップ1杯くらい）入れたもの。

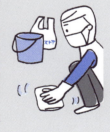

4 掃除に使用した布や、身につけていた手袋、エプロン、マスクは二重にしたビニール袋に入れて密閉します。液体せっけんで手を洗い、うがいをします。

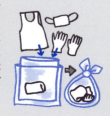

けいれん（ひきつけ）をおこした！

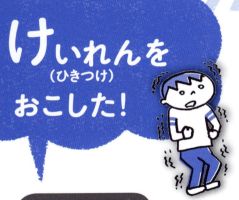

体をつっぱらせて動かなかったり、体をがたがた震わせたり、また、視線が合わず、呼びかけにも応じないといったけいれんの症状を目の当たりにすると、周囲の人もあわててしまいがちですが、落ち着いて対処することが重要です。けいれんがどのくらい続いたか、ほかにどのような症状がおこったかなど、様子をきちんと観察して医師に報告できるようにしましょう。

1つでも当てはまる → 当てはまらない →

Check!

- ☐ 5分以上けいれんが止まらない
- ☐ 意識が戻らない
- ☐ けいれん後、手足の動きが悪い
- ☐ 繰り返しけいれんがおこる
- ☐ 唇が紫色になっている
- ☐ 呼吸が不規則で、弱々しい
- ☐ 炎天下や高温多湿の場所でおこった
- ☐ 生後6か月未満

→ **すぐに救急車を！**
（保護者に連絡）

- ☐ 初めてのけいれん
- ☐ けいれんが左右対称でない

（保護者に連絡）
→ **すぐに受診**

- ☐ すでに「てんかん」という診断がついている

（保護者に連絡）
→ **様子を見る**

（保護者に連絡）
かかりつけ医を受診
（通常の診療時間に）

必要な対処は？
（ホームケア含む）

衣服をゆるめて、顔は横向きに

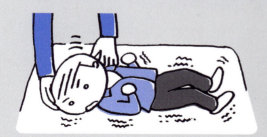

けいれんがおきたら平らなところに寝かせて、呼吸がしやすいように胸もとのボタンをはずすなどして衣服をゆるめます。また、けいれんで吐くこともあるので、口の中を確認し、吐いたものが気管に詰まらないように、顔を横向きにします。

時間と熱をはかる

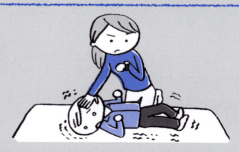

けいれんがどれくらい続くか時間をはかります。5分以上けいれんが続くようなら、ちゅうちょなく救急車を呼びましょう。また可能であれば体温をはかります。難しければ体をさわって熱があるかどうかを確認します。

けいれんの様子をチェック →

けいれんがおきているときの子どもの様子をよく観察します。意識があるか、体のどこが、どのようにけいれんしているかなどをチェックしましょう。診察の際の助けになります。

けいれん後も体温チェック

けいれんが治まったら、もう一度きちんと体温をはかり、熱があるかどうかを確認します。

【けいれんのチェック項目】

☐ 意識はあるか？
☐ 意識がなかった時間は？
☐ 呼吸の様子は？
☐ 目の様子は？
（瞳が左右どちらかに寄っているか？ 瞳が一点を見ているか？ 瞳がどこを向いているか？ 白目をむいているか？）
☐ 顔色や唇の色は？
☐ 体の震えやつっぱり方は左右対称？
☐ けいれん後の様子は？
☐ けいれん後の体温は？

けいれんをおこしたとき絶対やってはいけないこと

けいれんをおこすと、歯をくいしばったり、あごをガタガタさせたりするので、舌をかみきりそうで心配になるかもしれません。だからといって口を開けさせようとしたり、指や割りばしなどを入れたりするのは危険です。かえって口の中を傷つけたり、舌を押し込んで窒息したりすることがあります。

普通けいれんで舌をかむことはありませんので、そのまま落ち着くのを待ちます。

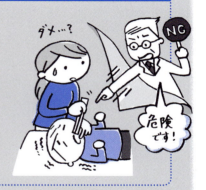

下痢をした！

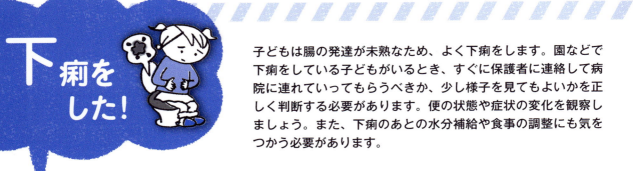

子どもは腸の発達が未熟なため、よく下痢をします。園などで下痢をしている子どもがいるとき、すぐに保護者に連絡して病院に連れていってもらうべきか、少し様子を見てもよいかを正しく判断する必要があります。便の状態や症状の変化を観察しましょう。また、下痢のあとの水分補給や食事の調整にも気をつかう必要があります。

1つでも当てはまる　→　　　当てはまらない　→

Check!

- ☐ 生後3か月未満
- ☐ 38度以上の発熱
- ☐ 下痢に血が混じっている
- ☐ 元気がなく、ぐったりしている
- ☐ 目が落ちくぼんでいる
- ☐ 半日以上おしっこが出ない
- ☐ 唇や口の中が乾燥している
- ☐ 水分がとれない
- ☐ 何度も吐いている
- ☐ トイレに行くたび、おむつをかえるたびに、大量の下痢をしている

（保護者に連絡）

すぐに受診

（保護者に連絡）

かかりつけ医を受診
（通常の診療時間に）

時間とともに具合が悪くなった

こんな様子が見られたら、脱水が始まっています。

- ☐ 尿の回数が減った
- ☐ 尿の色が濃い
- ☐ 皮膚や唇が乾燥している
- ☐ 泣いても涙が出ない
- ☐ 皮膚にハリがない
- ☐ 顔色が悪い

必要な対処は？
（ホームケア含む）

便の状態をしっかり観察

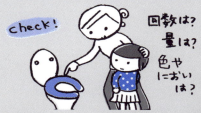

下痢便のときは、いつから何回、どのくらいの量が出ているか、便の色やにおいはどうかなど、便の状態を確認。医師や保護者に報告しましょう。

シャワーでおしりを清潔に

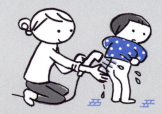

下痢が続くとおしりが蒸れた状態になるうえ、何度も紙でふくと皮膚が赤くただれてしまいます。紙を使わずにシャワーを使って洗い、よく乾かしてから下着やおむつをつけるようにしましょう。

少しずつ水分補給を

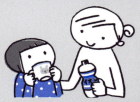

脱水状態にならないよう、水分は少しずつ、回数を多く補給します。水状の下痢のときは塩分もいっしょに失われてしまうので、「OS-1」（大塚製薬工場）などを与えるとよいでしょう。 **p.77**（手作り飲料）

食事は消化のよいものから

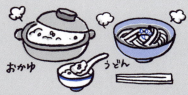

下痢が治まってきて食欲があれば、特別な食事制限は必要ありません。ただし、最初はやわらかく煮たうどんやおかゆなど、消化のよいものから少しずつ与えるほうがよいでしょう。

下痢のときはおむつの処理に注意！

感染性胃腸炎などの感染症の場合、下痢といっしょにウイルスも排出されます。そこから感染が広がらないように、おむつを正しく処理しましょう。

1 使い捨てのビニール手袋をつけ、まわりに人がいない場所でおむつをかえます。激しい下痢の場合はマスクとエプロンも着用します。

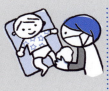

2 子どもをほかのスタッフや保育者へ引き渡します。下痢のついたおむつやおしりふきは、二重にしたビニール袋に入れて密閉します。

3 塩素系の消毒剤を薄めた液※でタオルをしぼり、おむつをかえた場所をふきます。そのタオルと手袋も二重にしたビニール袋に密閉して破棄します。

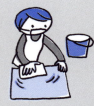

※水1リットルに対して、市販の塩素系漂白剤を4ccくらい（キャップ1杯くらい）入れたもの。

4 液体せっけんを使って、手を30秒以上かけてすみずみまで洗います。うがいもします。

せきが出る！息苦しい！

せきは気管や気管支に入ってきた病原体を追い出そうとする反応なので、子どもに元気があればそれほど心配はありません。ただ、せきが止まらず苦しそうだったり、呼吸の仕方がおかしかったりする場合は医師の診療を。また、子どもの呼吸が楽になるようにケアしてあげることも必要です。

1つでも当てはまる → 当てはまらない →

Check!

- ☐ 会話ができない
- ☐ 唇が紫色になっている
- ☐ ケンケンというせきや、かすれたせきが治まらない
- ☐ あえぐような呼吸をしていて、苦しそう

→ **すぐに救急車を!**
（保護者に連絡）

- ☐ 38度以上の発熱
- ☐ 顔色が悪く、不機嫌
- ☐ 呼吸をするとゼーゼー、ヒューヒューと音がする
- ☐ 胸がぺこぺこへこむ呼吸をしている
- ☐ せき込む前に口にものをくわえていた
- ☐ 突然せきが始まった
- ☐ おしっこの量が少ない
- ☐ じんましんが出ている

（保護者に連絡）
→ **すぐに受診**

（保護者に連絡）
かかりつけ医を受診
（通常の診療時間に）

必要な対処は？
（ホームケア含む）

しばらく様子を見るとき

部屋の空気をきれいに
部屋の空気を入れかえ、室内を清潔にします。

湿度と水分補給
空気の乾燥はせきを誘発するので、部屋の湿度は50％前後に保ちます。また、常温の水やお茶でこまめに水分補給を。

あお向けよりも座るかだっこ
呼吸がしやすい姿勢は、あお向けよりも体をおこした状態。

気管支ぜんそくなどの発作がおきたときは…… **p.50**

発疹が出た！

発疹が出る病気はアレルギーやあせも、じんましん、手足口病、とびひ（伝染性膿痂疹）などさまざまあります。原因によってはショック状態をおこすこともあるので注意しましょう。また、人にうつる病気もあるので、ほかの子どもと接触しないよう対処する必要もあります。

1つでも当てはまる → 当てはまらない →

Check!

- ☐ 食物アレルギーの可能性がある
  p.33〜（PART2）を参照
- ☐ 38度以上の発熱
- ☐ 顔や唇がはれぼったい
- ☐ 陰部やもものつけ根、関節に痛みがある

→ （保護者に連絡）**すぐに受診**

- ☐ かゆみがある
- ☐ 水ぶくれになっている
- ☐ 膿や液体が出ている
- ☐ ほおがまっ赤になっている
- ☐ 薬を飲んだあとに発疹が出た
- ☐ 翌朝になっても治らない

→ （保護者に連絡）**かかりつけ医を受診**（通常の診療時間に）

（保護者に連絡）**様子を見る**

必要な対処は？
（ホームケア含む）

しばらく様子を見るとき

かきこわさないように注意

子どもがかいて皮膚を傷つけないように、つめは短く切り、必要なら患部をガーゼで覆ったり、ミトンをつけたりします。

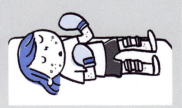

熱中症をおこした！

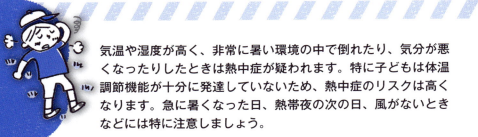

気温や湿度が高く、非常に暑い環境の中で倒れたり、気分が悪くなったりしたときは熱中症が疑われます。特に子どもは体温調節機能が十分に発達していないため、熱中症のリスクは高くなります。急に暑くなった日、熱帯夜の次の日、風がないときなどには特に注意しましょう。

1つでも当てはまる　➡　当てはまらない　➡

Check!

- ☐ 意識がない
- ☐ 呼びかけに対する反応がおかしい
- ☐ 全身がけいれんしている

➡ **すぐに救急車を！**
（保護者に連絡）

↓

- ☐ 普段どおり、歩けない
- ☐ 自力で水分がとれない
- ☐ 体を冷やして休んでも、吐き気や頭痛、だるさ、手足のしびれなどの症状がよくならない

（保護者に連絡）
➡ **すぐに受診**

↓
（保護者に連絡）

様子を見る

必要な対処は？
（ホームケア含む）

衣服をゆるめ、体を冷やす

涼しい場所へ避難し、ボタンやベルトをはずして服をゆるめます。氷のうや保冷剤で首、脇の下、もものつけ根を集中的に冷やします。

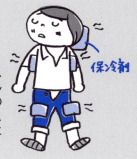

水分・塩分を補給する

冷たい水で水分補給をします。大量に汗をかいたときは、塩分もいっしょにとれる「OS-1」（大塚製薬工場）などが最適です。

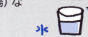

p.77 （手作り飲料）

※意識がない場合、反応がおかしい場合、吐き気がある場合は、水分が気道に流れ込む危険性があるので水分補給は控え、すぐに医療機関を受診しましょう。

やけどをした！

やけどをしたとき大事なのは、とにかく早く冷やすこと。放っておくと皮膚の深部にまで熱が伝わり、症状が悪化してしまうのでなるべく早く冷やし始めましょう。低温やけどは症状が軽く見えても、深くまでダメージを受けている場合があるので、必ず病院を受診してください。

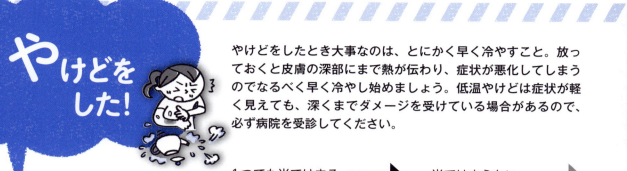

1つでも当てはまる ➡　　当てはまらない ➡

Check!

- □ 子どもの手のひらより広い範囲のやけど
- □ 水ぶくれができている
- □ やけど部分が黒く、または白くなっている
- □ 関節や手のひら、顔をやけどした
- □ ホットカーペットや使い捨てカイロで皮膚が赤くなった（低温やけど）
- □ やけどの程度が重いか軽いかわからない

（保護者に連絡）
（冷やしてから）
すぐに受診

（保護者に連絡）
様子を見る ……… 症状が悪化した ………

注意

- 薬品（化学薬品など）を浴びてしまった場合や、感電によるやけどの場合は、救急車を呼ぶか、診療時間外でも早めに医療機関を受診してください。
- 子どもがピンセットやヘアピンなどの金属を、誤って家庭の電気コンセント口に差し込んで感電するということがあります。感電した場合、皮膚表面のやけどは大したことがないように見えても、電気が体の中を通り、不整脈をおこす、腎臓に障害が出るなどの症状が現れることもあるため、より早い医療機関の受診が必要です。

必要な対処は？
（ホームケア含む）

すぐに流水で冷やす

　すぐに患部を流水で20〜30分以上冷やしましょう。服の上からやけどをした場合は、無理に脱がせずそのまま冷やします。
　また、広範囲のやけどの場合はぬらしたシーツで全身を覆い、シャワーをかけて冷やします。

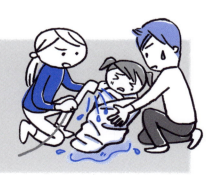

誤って何かを飲んだ！

誤って飲食物以外のものを飲み込んでしまった場合は、そのものによって吐かせたほうがよい場合、吐かせないほうがよい場合があります。まず、何をどれくらい飲んだのかを確認して、適切に対処しましょう。2歳くらいまでの子どものいる環境では、飲み込める小さなものをよく片づけておくという、大人の配慮が、まずは誤飲事故の予防として大切です。

1つでも当てはまる → 　　　当てはまらない →

Check!

- □ 意識がない
- □ よだれをたらし、苦しそうな呼吸をしている
- □ けいれんをおこしている
- □ せきをしたり、吐いたりしている
- □ おなかを痛がっている

すぐに救急車を！
（保護者に連絡）

対処のヒントになるので、飲み込んでしまったものがあれば、病院へ持参しましょう。

- □ 次のようなものを飲んだ場合

ネズミ駆除剤　　**トイレ用洗剤**
苛性(かせい)ソーダ　　**業務用漂白剤**
花火　　**ウジ虫駆除用殺虫剤**
とがったもの（ガラスの破片や釘など）

その他
防虫剤／殺虫剤／除草剤／薬・薬品／
脱毛・除毛剤／たばこの浸かった水／ボタン電池

太字のものは絶対に吐かせないこと!!

困ったら、中毒110番に
- ●大阪　072-727-2499（365日24時間対応）
- ●つくば　029-852-9999（365日9〜21時対応）
- ●たばこ誤飲事故専用　072-726-9922（365日24時間対応・テープによる情報提供）

（保護者に連絡）

すぐに受診

子どもの誤飲事故で多い「たばこ、医薬品、電池」

保育所や幼稚園などでは、電卓などに使われているボタン型の電池や、単4サイズの小さな乾電池の誤飲に気をつけましょう。子どもが遊んでいるうちに、電池を入れているフタがとれて、電池が出てしまう例などがあります。電話の子機、時計など小さな電池を使っているものを見直してみましょう。

おなかを痛がる！

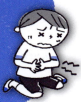

腹痛は子どもによく見られる症状の1つですが、腸の一部が重なって詰まってしまう「腸重積」など、こわい病気のサインである場合もあります。また、子どもは痛い部位を説明できず「おなかが痛い」と表現している場合もあるので、腹痛以外に症状がないかもチェックしましょう。

1つでも当てはまる ➡　　　当てはまらない ➡

Check!

- ☐ おなかがパンパンにはれている
- ☐ 10分おきぐらいに痛がったり、激しく泣いたりする
- ☐ 激しく痛がる、泣きやまない
- ☐ 便に血が混じっている
- ☐ 便の色がクリーム色だったり、まっ赤だったりする
- ☐ 陰部やもものつけ根を痛がる
- ☐ おなかをぶつけたあと、腹痛になった
- ☐ コーヒーの残りカスのようなものを吐いた
- ☐ 歩けない

（保護者に連絡）
すぐに受診

（保護者に連絡）
かかりつけ医を受診
（通常の診療時間に）

必要な対処は？
（ホームケア含む）

マッサージで便秘を改善

子どもは消化器の機能が未発達なので便秘をおこしやすいもの。2〜3日便が出ていなかったり、便の出が悪くて腹痛を訴える子どもも多くいます。そういう場合は、おなかに「の」の字を描くようにマッサージしてあげると楽になることもあります。必要であれば市販の浣腸薬を使用してもよいでしょう。

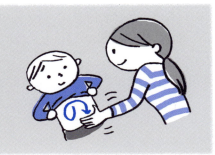

頭を打った！

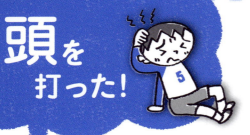

子どもは体の割に頭が大きいため、転んだときに頭を打ってしまう場合が少なくありません。すぐに泣きだし、意識もあるようならあわてる必要はないので落ち着いて対応しましょう。ただ、そのときは何ともなくても、数時間後、あるいは次の日に容態が急変することもあるので、しばらくは注意が必要です。

1つでも当てはまる → 当てはまらない →

Check!

- □ 意識がはっきりしない
- □ 呼びかけに対する反応が鈍い
- □ けいれんをおこしている
- □ 出血が止まらない
- □ 手足が動かない

→ **すぐに救急車を!**
（保護者に連絡）

- □ 打った部分がへこんでいる
- □ 頭を激しく痛がる
- □ 何度も吐く
- □ 身長の1.5倍以上の高さから転落した
- □ 自転車・自動車事故
- □ 唇の色が悪い
- □ 鼻血が止まらない
- □ 耳からの出血

（保護者に連絡）
→ **すぐに受診**

（保護者に連絡）
→ **かかりつけ医を受診**
（通常の診療時間に）

必要な対処は？
（ホームケア含む）

48時間は安静に

時間がたってから症状が出てくることがあるので、布団に寝かせて見守ります。保護者にも48時間は安静にして様子を見るように伝えましょう。

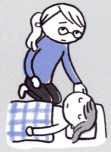

こぶや出血の処置

こぶができていたらぬらしたタオルで冷やします。出血がある場合は、汚れを水で落としてからタオルやガーゼで圧迫して止血しましょう。
血が止まらない場合はすぐに救急車を呼びましょう。

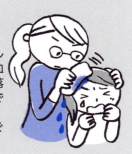

鼻血が出た！

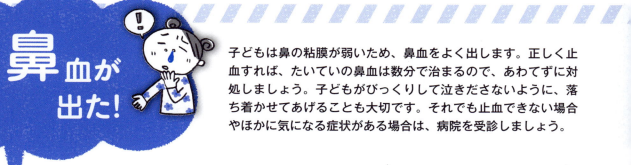

子どもは鼻の粘膜が弱いため、鼻血をよく出します。正しく止血すれば、たいていの鼻血は数分で治まるので、あわてずに対処しましょう。子どもがびっくりして泣きださないように、落ち着かせてあげることも大切です。それでも止血できない場合やほかに気になる症状がある場合は、病院を受診しましょう。

1つでも当てはまる ➡　　　当てはまらない ➡

Check!

- ☐ 止血処置をしても、30分以上鼻血が止まらない

➡ （保護者に連絡）**すぐに受診**

- ☐ 最近2日間の間に3回以上鼻血が出た
- ☐ 頻繁に鼻血がある
- ☐ 鼻アレルギーが強い

➡ （保護者に連絡）**かかりつけ医を受診**（通常の診療時間に）

（保護者に連絡）**様子を見る**

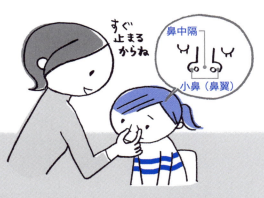

必要な対処は？

鼻血の止血方法

1. 椅子などに座らせて、鼻血を飲み込まないように、軽く下を向かせます。
2. 小鼻（鼻翼）をできる限り深くつまみ、鼻中隔（びちゅうかく）を圧迫します。鼻には何も入れません。
3. つまんだまま約15分圧迫し続けます。

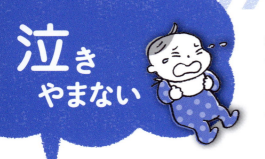

泣きやまない

乳児の場合、あやしても激しく泣き続けるとき、ただ機嫌が悪いだけならよいのですが、ミルクをあげたり、おむつをかえたりしても泣きやまないようなら、それは子どもからのSOSかもしれません。発熱やどこかを痛がるなど、何か気になる様子や症状はないか確認してみましょう。

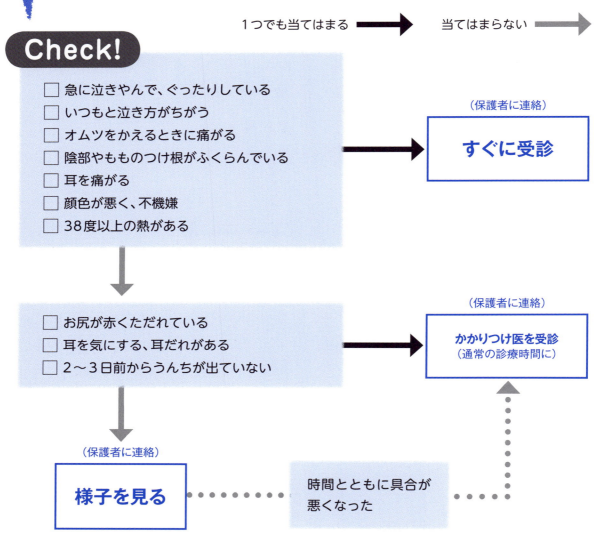

乳児が泣きやまないとき、まれにこんなことも……

手や足の指、またはおちんちんに、髪の毛や服の糸がぎゅーっと巻きついて、痛がっていることがあります。そんなときは、指輪が食い込んだような跡がついていたり、指先がはれていたりします。特に乳児が泣きやまない場合があれば、全身をくまなく見てみましょう。

索引

あ

- あせも ……………………………………… 85
- 頭を打った ………………………………… 90
- アトピー性皮膚炎 ……… 46、52〜54、58、60
- アドレナリン ………………………… 41、43
- アドレナリン自己注射薬 …………… 41、66
- アナフィラキシー
  ……………… 34〜37、40〜42、44〜49、
  52、58、60、62〜63、66
- アナフィラキシーショック ………………… 34
- アナフィラキシー補助治療剤 ……… 40、43
- 誤って何かを飲んだ ……………………… 88
- アレルギー …………………………………… 35
- アレルギー疾患 …………… 52〜54、58〜61
- アレルギー症状
  ……………… 34〜39、46、48〜49、54〜57
- アレルギー性結膜炎 ……… 52〜54、58、60
- アレルギー性鼻炎 ………… 52〜54、58、60
- アレルゲン ……………………………… 47、50
- 意識障害 …………………………………… 14
- 一次救命処置 ………………………… 4、12、51
- 胃腸炎 ……………………………………… 78
- 一酸化炭素中毒 …………………………… 27
- 膿 …………………………………………… 70
- 運動 ……………………………………… 54、56
- 運動誘発 ………………………………… 35、47
- AED …………… 4〜5、12、16〜21、30、
  39、44〜45、64
- エピペン ……… 36〜45、48〜49、62〜63、66
- 応急手当 ………………………………… 66〜75
- 応急手当講習受講者数 …………………… 6
- 応急手当実施割合 ………………………… 6

- おう吐 …………………………………… 78〜79
- おう吐物の処理 …………………………… 79
- 屋外活動 ………………………………… 54〜55
- おなかを痛がる ………………………… 30、89
- おぼれた ……………………………… 26〜27、67
- おむつの処理 ……………………………… 83

か

- ガイドライン …………………………… 58〜61
- 回復体位 ………………… 13〜15、23、26、30、66
- 顔色が悪い ………………………………… 29
- 学習キット ……………………………… 17、19
- 学校生活管理指導表 …………………… 60〜61
- 花粉 ……………………………………… 54〜55
- 間接圧迫止血法 ………………………… 68〜69
- 感電 ……………………………………… 27、87
- 陥没呼吸 ………………………………… 50〜51
- 気管支拡張薬 ……………………………… 49
- 気管支ぜんそく
  ……………… 30、50〜52、54、58、60、66
- 傷口（傷）………………………… 66、70〜71
- 気道異物除去 …………………………… 22〜25
- 気道確保 …………… 4、14〜15、17、19、27
- 給食 ……………………………………… 54、56
- 救命率 ……………………………………… 5
- 胸骨圧迫 ……………………… 16〜22、24、27
- 胸部突き上げ法 ………………………… 22〜23
- 緊急時個別対応票 ……………………… 45、58
- 緊急時薬（内服薬）
  …………… 37、39、44〜45、48〜49
- 首の安静 …………………………………… 67
- 経過記録票 ……………………………… 45、58

93

けいれん（ひきつけ）	67、78、80〜81
解熱薬	76
下痢	28、82〜83
誤飲	67、88
校外活動	54、57
抗ヒスタミン薬	48〜49
呼吸確認	14
骨折	67、72〜73

さ

三角巾	75
止血帯法	68〜69
止血法	68〜69
湿潤療法	66、70〜71
自動体外式除細動器	20
集中治療	4
出血	66
除去解除申請書	58〜59
食物アレルギー	35、46〜49、52、54、58、60
食物依存性運動誘発アナフィラキシー	47
ショック症状	43
ショック状態	29、85
人工呼吸	16〜22、24、26〜27
滲出液	70
心停止	12、34
心停止の予防	4
心肺蘇生	4、12、14、16〜24、27、30、39、44〜45、64、67
じんましん	85
髄膜炎	78
ステロイド	48〜49
生活管理指導表	44〜45、58〜61

せき	84
早期認識と通報	4
即時型反応	46

た

打撲	67、72
チアノーゼ	22、51
遅延型反応	46
窒息	22
遅発型反応	46
腸重積	89
腸閉塞	78
直接圧迫止血法	66、68〜69、71
手足口病	85
低体温	67
電気ショック	5、20〜21
凍傷	67
動物との接触	54〜55
毒物の付着・誤飲	67
とびひ	85

な

泣きやまない	92
二次救命処置	4
熱	76〜77
熱中症	28、67、86
ねんざ	67、72〜73

は

背部叩打法	22〜25
発熱	76〜77
鼻血	91
歯の損傷	67

反応確認	14
119番通報	4、12〜13、32、39
プール	54、56
腹痛	30、89
腹部突き上げ法	24〜25
プレショック症状	43
便秘	89
保育所におけるアレルギー疾患生活管理指導表	58〜59
包帯	74〜75
保温	15、26〜27
ホコリ	54〜55
発疹	85
ほてり	77

ま

水の事故	26〜27
脈拍数	31

や

役割分担	44〜45
やけど	28、67、87
与薬依頼表	53

ら

RICE療法	67、72〜73

参考文献
『改訂4版　救急蘇生法の指針2010（市民用）』へるす出版
『改訂4版　救急蘇生法の指針2010（市民用・解説編）』へるす出版
『赤十字救急法基礎講習教本』日本赤十字社
『赤十字幼児安全法　乳幼児の一次救命処置』日本赤十字社
『赤十字幼児安全法講習教本』日本赤十字社
『救急処置「なぜ・なに」事典・外傷編』1、2、3　東山書房
『0〜5歳児　ケガと病気の予防・救急　まるわかり安心BOOK』ナツメ社

参考web
日本救急医療財団　http://www.qqzaidan.jp
日本救急医学会　市民のための心肺蘇生　http://aed.jaam.jp
日本学校保健会　http://www.gakkohoken.jp
日本蘇生協議会　http://jrc.umin.ac.jp
保育園児のための保育安全のかたち　http://child-care.ne.jp
東京都立小児総合医療センター　http://www.byouin.metro.tokyo.jp/shouni/
東京都こども医療ガイド　http://www.guide.metro.tokyo.jp
厚生労働省　http://www.mhlw.go.jp
食物アレルギー緊急時対応マニュアル
　　http://www.metro.tokyo.jp/INET/OSHIRASE/2013/07/DATA/20n7o400.pdf
ファイザー　アナフィラキシーってなあに.jp　http://allergy72.jp
日本スポーツ振興センター　学校安全Web　学校の管理下における食物アレルギーへの対応
　　http://www.jpnsport.go.jp/anzen/anzen_school/bousi_kenkyu/tabid/1419/default.aspx

【綴じ込みカードについて】

本書には切り取って使える厚紙のカードがついています。まず、切り取り線に沿って本書から切り離し、さらに３等分する切り取り線で切り離すと、３枚のカードになります。

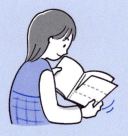

ジャケットやエプロンのポケットに入れておき、「いざという緊急のとき」にご活用ください。

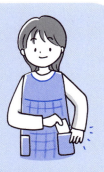

- 緊急時の対応（表）／心肺蘇生とAED（裏）
- アナフィラキシーの症状（表）／エピペンの打ち方（裏）
- 緊急時の救命役割分担（表）／119番通報（裏）

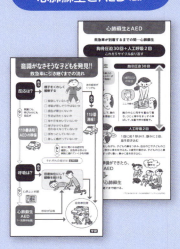
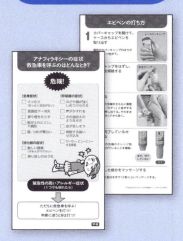
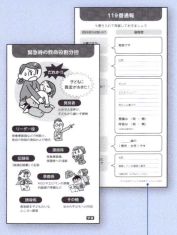

住所など事前に書き入れて用意しておきましょう。

本書は、一般市民が医療従事者にバトンタッチするまでの応急的な対応策のひとつの案を示しています。しかし、本書で示されている対応方法は、あくまで現時点でのさまざまな指針などや経験則に基づくものであり、今後さらに修正される性質のものです。そのため、本書の記載内容は教義や法律のような絶対的な規範ではなく、ましてや医療訴訟などにおける判断基準を示すものでもありません。

　　　　　　　　　　　特定非営利活動法人　日本小児蘇生研究機構

本書に記載されている内容は、出版時の最新情報に基づくとともに、臨床例をもとに正確かつ普遍化すべく、著者、編者、監修者、編集委員ならびに出版社それぞれが最善の努力をしております。しかし、本書の記載内容によりトラブルや損害、不測の事故などが生じた場合、著者、編者、監修者、編集委員ならびに出版社は、その責を負いかねます。また、本書に記載されている医薬品や機器などの使用にあたっては、常に最新の各々の添付文書や取り扱い説明書を参照のうえ、適応や使用方法などをご確認ください。

　　　　　　　株式会社　学研メディカル秀潤社

監修
特定非営利活動法人　日本小児蘇生研究機構

Staff
カバーイラスト	Igloo*dining*（イグルーダイニング）
カバーデザイン	WILL（川島 梓）
編集	WILL（片岡弘子）
	山縣敦子、小川由希子
本文デザイン	WILL（川島 梓）
DTP	WILL（小林真美、新井麻衣子）
イラスト	やまざきかおり、朝倉千夏
	大島未来、やまおかゆか
校正	村井みちよ